临床营养学家中村丁次
解读日本营养

（第 2 版）

U0196988

临床营养学家中村丁次
解读日本营养

（第2版）

原　　著　（日）中村丁次

组织翻译　北京营养师协会

主　　审　杨月欣

译 校 者　吴　坚　杨云清　刘　兰

　　　　　杜松明　包音都古荣·金花

北京大学医学出版社

LINCHUANG YINGYANGXUEJIA ZHONGCUNDINGCI JIEDU
RIBEN YINGYANG (DI 2 BAN)

图书在版编目（CIP）数据

临床营养学家中村丁次解读日本营养：第 2 版 /（日）中村丁次原著；
北京营养师协会组织翻译 . —北京：北京大学医学出版社，2023.4
ISBN 978-7-5659-2743-0

Ⅰ . ①临⋯　Ⅱ . ①中⋯ ②北⋯　Ⅲ . ①营养学　Ⅳ . ① R151

中国版本图书馆 CIP 数据核字（2022）第 171995 号

北京市版权局著作权合同登记号：图字：01-2022-4048
Clinical nutritionist: "Japan Nutrition" unraveled by 中村丁次 (Teiji Nakamura) - For the
past, present, and future of Japanese nutrition, Second Edition
Copyright © Teiji Nakamura 2022
Originally published in Japan in 2022 by Daiichi Shuppan Co. Ltd.

Simplified Chinese translation Copyright © 2022 by Peking University Medical Press.
All Rights Reserved.

临床营养学家中村丁次解读日本营养（第 2 版）

组织翻译：北京营养师协会
出版发行：北京大学医学出版社
地　　址：（100191）北京市海淀区学院路 38 号　北京大学医学部院内
电　　话：发行部 010-82802230；图书邮购 010-82802495
网　　址：http://www.pumpress.com.cn
E - m a i l：booksale@bjmu.edu.cn
印　　刷：中煤（北京）印务有限公司
经　　销：新华书店
责任编辑：袁朝阳　何渼波　　**责任校对**：靳新强　　**责任印制**：李　啸
开　　本：880 mm×1230 mm　1/32　　**印张**：8.625　　**字数**：185 千字
版　　次：2023 年 4 月第 1 版　2023 年 4 月第 1 次印刷
书　　号：ISBN 978-7-5659-2743-0
定　　价：50.00 元

中文版前言

中村教授是国际著名营养专家。我与中村教授相识多年，他不但是日本人人熟知的营养专家，也是日本营养师会会长、国际营养师联合会的执委、亚洲营养师联合会主席。

这本书完整记载了他所经历的日本营养发展的过去和现在。他曾任圣玛丽安娜医科大学医院营养部长及内科医师、内科客座教授，神奈川县立保健福祉大学教授营养学科长，2011年开始担任校长，现在任公益社团法人日本营养师会会长。

本书共11章，向我们揭示了营养科学如何引入日本，又如何将日本从粮食紧缺、大量人民饥饿、营养不良的状态中解脱出来；在经济发展后，如何对抗由于食物充足和饮食西方化所带来的生活习惯病困局，并使日本逐步发展为世界前列的长寿国家。中村教授不仅是日本营养士、管理营养师职业体系发展历史的亲历者，更以自己作为科学工作者的严谨态度，以及对患者、人民健康改善的热忱信念，推动了日本营养界每一步重大的前进。

日本营养士的雏形——营养手，最初是为了应对由于食品供不应求所造成的人民营养不良状况改善的迫切需求。后来演变为营养士，承担着营养教育以及健康烹饪指导的职责。在战后百废待兴的日本，营养士起着不可或缺的关键作用。随着粮食供应以及经济状况的逐步改善，日本营养士也经历过几乎要被社会抛弃、失去其存在意义的阶段。但以中村教授为代表的诸位日本营养学者，以他们对经济发展所带来的生活习惯病发展的预见性，以及对人民营养健康状况的关心，不停奔走，坚持主张营养士职业存在的意义与重要性。在他们积极地推进下，向较为先进成熟的欧美国家学习并亲身实地体验考察，进一步发展了专业管理营养师的培养体系和日本临床营养体系，实现了营养护理流程、营养诊断的规范化，改善了医院餐，还建立了持续至今、惠及全民的日本管理营养师制度。

通过几代日本营养工作者的努力，截至 2021 年底，日本全国已有约 25 万管理营养师，110 万营养士，全国肥胖超重率低于 3%，是肥胖率世界最低，人均寿命世界最高的国家。在 2021 东京营养峰会上，他们向世界展示了日本营养工作者付出的努力与取得的成就。

作为一名营养科学工作者和注册营养师，拜读本书，我深感在营养师教育、技术工作推进和制度建设上，我们有很多需要学习的地方。

我国早在周代（约公元前 1122—公元前 256 年）就已经产生了最早的专职营养师——食医。食医的职责是"掌和王之六食、六饮、六膳、百馐、百酱、八珍之齐"。早在几千年前，我们的先人就已经对饮食和健康的关系有了一定的认识。近现代，北京协和医院营养科亦有着悠久的历史，自 1912 年成立之初，便为我国培养了大量临床营养的专业人才，是我国专业营养工作者成长的摇篮。

近年来，随着我国人民生活水平不断提高，以及粮食供应经济能力显著增强，国民营养健康状况明显改善，人均寿命显著延长。但是，肥胖、慢性病等疾病的营养管理仍面临众多膳食营养难题。营养健康知识的普及、专业的营养治疗已经成为健康中国进程中不可或缺的一环。为应对这种情况，2006 年我国公共营养师标准问世并列入职业大典。2012 年 5 月北京营养师协会成立，2014 年中国营养学会通过理事会决议，开展营养师水平评价和备案注册（即注册营养师，Registered Dietitian，RD），目前全国各省市在民政部注册的有近百家。希望通过建立与国际接轨的营养师队伍，保障居民营养健康。

中村教授撰写的本书非常值得一读。我们组织翻译并作序，希望更多读者和营养同仁能够从中了解日本营养发展并获益。

尽管译者们为出版本书付出诸多努力，但由于日文翻译水平限制，本书难免有不完善之处。若翻译或理解有误，请读者批评指正，联系邮箱 nutri456@sina.com。

杨月欣

北京营养师协会　理事长

原著前言

2019 年，日本年号从平成转为令和，是日本历史上一个重要的里程碑年份。皇位继承仪式以皇室和政府为中心开展，我有幸参加了此仪式。我同时受邀参加了平成 31 年 2 月 24 日在日本国立剧场举办的"天皇陛下在位三十周年纪念典礼"，令和元年（公元 2019 年）10 月 22 日在皇居举办的"即位礼正殿仪式"，以及 11 月 14 日至 15 日的"大尝宫仪式"等。参与者有国家立法机构、行政机构、司法机构的相关人员、各领域的杰出代表及对社会有贡献的各界人士，包括学者、科学家、艺人、运动员等。

日本最初引入"营养"的概念是在明治维新时期，至今约有 150 年。对于营养学的研究、教育、实践，至今约有 100 年，在这种里程碑的时刻，"营养"作为对国家有贡献的领域而被认可具有重大意义。初次踏入宫殿，漫步在自玄关延伸的红毯上，一步步走上"丰明殿"台阶的瞬间，一种斗志昂扬、自豪的心情油然而生。

"营养"是生命之源，众多与营养相关的工作人员是支持保健、医疗、福祉的重要人才，但他们却没有受到社会的特别关注，他们只是全心全意祈祷着国民的健康和幸福并为之努力。

在此瞬间，我觉得这些努力得到了回报。

在东京奥运会、残奥会举办的年份里预定举办"2020 东京营养峰会"*。营养终于迎来了登上舞台的时期，在这重要时期，我认为必须正确理解"营养"，梳理其意义、作用、使命、历史以及未来的方向。幸运的是，我直接参与了约有 100 年历史的日本营养改善的后半部分。作为"日本营养"工作者中的一员，我决心写一本书，总结摆脱营养不良、向营养过剩问题过渡、进一步向延长健康寿命奋进的过程和经验。希望通过这本书，让人们理解营养，认识其价值和趣味性，带给营养工作者自豪和自信，也能给今后想要学习相关内容的人们勇气和精神，因此我不断写作，请各位垂阅。

本书的出版得到了厚生劳动省清野富久江营养指导室长的各种宝贵意见，借此机会表达至高的谢意。此外，向圣玛丽安娜医科大学、神奈川县立保健福祉大学、公益社团法人日本营养士会的各位同仁，以及第一出版社的栗田茂社长表示衷心的感谢。

令和 2 年 7 月（公元 2020 年）

中村丁次

＊ 译者注：东京营养峰会实际于 2021 年举办。

目　　录

第1章 依靠营养预防、治疗疾病

一、"营养咨询室"的萌芽

"营养咨询室"的萌芽

1976（昭和 51）年 4 月，在圣玛丽安娜医科大学医院的外来诊疗部门的一个角落设置了"营养咨询室"的指示牌。当时正值"成人病"逐渐转变为"生活习惯病"这一概念的时期。不良的饮食习惯会影响健康，甚至导致生病，所以其预防和治疗首先要从改善饮食习惯开始，为此设置了"营养咨询室"，这也是日本最初的尝试。起初医院管理者和医生不是特别理解，所幸当时兼任营养部长的大塚副院长无意中听取了我很坚持的建议，将自己办公室的一部分借用给我。

当时，日本人中糖尿病、高血压、动脉粥样硬化等疾病的患病率不断升高，且主要在成人期发病，因此被称为"成人病"。可以说被认为是伴随年龄增长必然会发生的疾病。但是，随着研究的深入，发现诱发动脉粥样硬化的因素是血糖、胆固醇、甘油三酯以及血压的上升，如何降低这些指标成为了重要课题。相关的药物开发迎来热潮，人们来医院就诊也主要是为了让医生开最新的药物。

果不其然，虽然在医院开设了"营养咨询室"，但没有患者来咨询。偶尔有人来，问的却是"眼科在哪里？"用今天的话来讲，"营养咨询室"变成了"综合引导室"。当时医院内写着"某某咨询室"的场所很少，"营养咨询室"又设置在出入方便的地方，因此经常被误认为什么样的事情都能在此咨询。那年真正的营养咨询数量，总共只有 24 次。

有一天，一位内科医生来我这里。

"不错的房间啊。你在这里是想要做什么啊？"

确实，这是借用了半个副院长室的气派房间。因为我觉得必须要扩大宣传，情急之下我回答道："我认为可以通过饮食来治疗疾病。"

"你啊，饮食能治疗疾病的话，医生就不会那么累了。"

他笑着离开了。我一生都不会忘记那时候他的话和表情。现在回想，或许正是那个时候，我举起了"通过营养的力量来预防、治疗疾病"的大旗，从而开始走上了漫长的"营养之旅"。当时，对不了解医学和医疗的人来说，这面大旗不过是天马行空。糖尿病、高血压、动脉粥样硬化等成人病不断增加，因此新药一个接一个被开发出来。

实在是一个寂寞的开端。但是即便如此，也有来访"营养咨询室"的患者。来访的人都是所谓的"某某健康法"或"某某饮食法"的狂热人群，比如某种特定食品或饮食法的信奉者。其中也不乏被推销了高价健康食品的人和因极端饮食法导致了营养缺乏症的人。无论是怎样的信奉者，我都会努力侧耳倾听，积极对话。通过这件事，我反而学到了不少东西。

营养咨询的发展

开设约 1 年后，和我关系变得亲密的糖尿病和心血管疾病科的医生们也逐渐开始委托我做营养咨询，从而避免了"营养咨询室"关门这一最糟糕的情况。来访的都是珍贵的患者，所以我也拼命应对，一个患者要花上 1 小时的时间。无论如何都必须让饮食疗法显出效果。我开始每天记述当天咨询的"患者日记""为什么患者不遵守指导呢？""是没有知识吗？是没有意识到吗？是没有干劲吗？还是饮食疗法本身错了呢？""反过来说，为什么顺利进行了？"每天我都在不断反省和努力。医生通过开具处方药进行治疗，我能给出的药只有言语指导而已。但是如果患者不相信我，不改善饮食，就不会有效果。

当时，日本正值脱离了粮食不足导致的营养缺乏症的时期，营养指导的目的是普及一般营养知识、摄取营养素的调整以及适当的料理和菜单。对于各不相同的病人，进行个性化的营养咨询既没有教科书也没有参考资料。即使如此，对于成人病和营养的相关研究才刚开始，新的观点对患者来说也很新鲜，医生也产生了兴趣。但是，这个方法无法成为同一个患者反复来咨询的动机，营养咨询仅一次就结束的情况很多。我读遍了欧美的营养指导和咨询的相关书籍，在不断摸索之中，构筑了一套独有的针对不同患者的营养指导方法。

所幸努力有了回报，患者开始增加。许多医生也开始说"让患者去营养咨询室之后，血糖和血压的控制变好了"，患者之间也开始口口相传。

有一位患者令我十分难忘。

这位患者 K 先生是一位 55 岁男性，长年因糖尿病、高血压、动脉硬化、慢性胃炎到医院就诊，服用多种药物。采取饮食疗法后，开始出现治疗效果，服药量减少，身体状况开始好转。经 K 先生介绍的患者也开始来咨询。实际上 K 先生是澡堂老板，坐在澡堂收费台时，会帮助附近的人进行健康咨询，也了解他们的体型，就建议他们"去营养咨询室看看"。

虽然来营养咨询室的患者逐渐增加，但饮食疗法还是小众存在。有一次我去找医院院长商量，得到了"积极找媒体曝光"的建议。用现在的话来说就是宣传活动。所幸的是，当时媒体对健康和饮食的关切度非常高，我也积极配合了报纸、电视、杂志的采访。1983（昭和 58）年，NHK 以东京慈惠会医科大学的池田义雄医生为中心，为普及正确的减肥方法而制作了一档节目（早安广场"再检查！你的减肥作战"）。节目中召集了10 位中老年肥胖者，我对他们进行定期的营养咨询，以纪录片形式追踪记录了他们之后半年的日常生活。这个节目真实地播出了被动减轻体重者的日常生活，很有看头。现在回想起来，这是减肥体验节目的先驱。所有参加者都减重成功，血糖、血压、甘油三酯、胆固醇等检查值也得到了改善。播出后反响巨大，出现了专门为营养咨询前来就诊的患者，营养咨询也变成了预约制。

以这样的事例作为参考，1978（昭和53）年，管理营养师的营养饮食指导费首次作为诊疗收费的项目获得批准。当时，1小时的咨询费用仅为5分（50日元），可以说连咖啡都买不到。营养师会原会长森川先生用医师会原会长武见太郎的话鼓励我说"虽然便宜，但重要的是窗口已打开，咨询费迟早会上涨，先忍忍"。令和2年的现在，初次咨询费是260分，从第2次开始，面诊是200分，使用网络通讯是180分。

二、选择营养学的理由

高中时代

我对营养感兴趣的契机是读高中的时候。我出生于山口县下松市的花冈，高中前都是在当地长大。花冈是以709（和铜2）年从丰后国（大分县）"宇佐八幡宫"请来御神体创建的"花冈八幡宫"为中心发展而来的门前宿驿町。听说约1300年前，我家与御神体一起迁移至此，是非常古老的房屋（照片1）。现在该地有拥有国宝多宝塔的"阏伽井"以及最近因"狐狸出嫁"这一奇妙祭典而出名的"法静寺"，但对我来说，从孩童时代开始宫殿和寺庙就是游玩的地方。

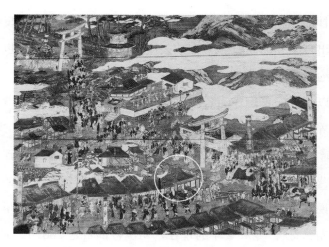

照片 1　1797（宽政 9）年的中村家（圈内）

在等待大学入学考试的某一天，法静寺住持邀请我去听说法。我的亲戚里医生较多，总觉得我也应该步上医学之道所以就去参加了。那天的讲师是九州大学医学部的心内科医生，那时候首次听到"预防医学"这个词。"治疗疾病的医生的确是崇高的职业，但更伟大的是创建不让人生病的社会医生"，我当时被这句话震撼。

大学时代

我决定学习不让人生病的医学，在 1968（昭和 43）年考入德岛大学医学部营养学科。这个营养学科作为在医学部中的营养学研究、教育机构，在国际上也享有盛名，被称为临床营养学的麦加。但是，我作为第 5 届入学的学生，当时正值德岛大学开设初期，它还是所默默无闻的大学，入学的同学里有的是以医生、药剂师作为第一志愿而落榜的人，有的是与家政学的营养学科搞混而加入的人，可以说是一个学什么、以什么为职业都不明确的混合部队。同学中甚至还有人梦想成为厨师，误以为成立了国立料理学校而入学。在医学部既成不了医生，也不会成为厨师。并且在学校时，也没有从任何老师口中听说过管理营养师和营养士这一职业的意义和社会职责。

这个营养学科，是东京大学医学部长赴任德岛大学校长的儿玉桂三博士于1962（昭和37）年4月在以家政学、农学为中心研究的食物营养学之外，为了构筑以医学为基础的营养学而设立的。当时正值从因粮食不足导致的营养缺乏症中解放，同时又由于饮食的欧美化而开始产生弊害的时候，营养学科的设立成为了时代的改革先锋。但是，聚集的教师虽说都是优秀的研究员，也有学术上的兴趣，不过似乎对营养学的实践和专业人员的教育、培训没有兴趣。

临近毕业，我与教授商量想在医院工作，但被告知"这个大学不是培养医生职业的地方"。的确，讲义的内容也是以生理学、生物化学、临床医学为中心的课程组成，是培训营养学研究者的学校。大学里的教育、研究与营养士的培养有巨大偏差。授课内容是生理学、解剖学以及更难理解的生物化学，但现场实习是在医院的厨房，一整天都在剥洋葱皮、切卷心菜。我一边看着堆积如山的卷心菜丝，一边想大学的教育、研究和实践现场的业务太没关联性了，这个营养学科的教育是不是哪里有问题。

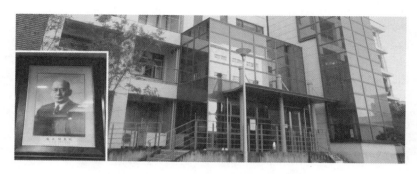

照片2　2020（令和2）年的德岛大学医学部医科营养学科
（左图是儿玉桂三校长）

　　现在回想起来，当时营养学本身还没有足够能构成一门学科的学问体系，社会职责不明确，评价也很低，各教员仅仅是从自己成长的专业领域里"遥望"营养而已。即研究者不以综合体系化为目的，从各自的视点，不断重复讨论。"营养"这一概念还未成熟，其知识和技术对社会的贡献价值和作为专业人员的业务方式也待探讨。大多数学生都在不知道毕业后去向的情况下接受教育，因此都在大喊"我们到底是做什么的专家？我们的职业又是什么？""营养到底是什么（What is the Nutrition）？"

　　此外，现在的德岛大学医学部，在2014（平成26）年，从原来的营养学科改为"医学营养学科"，在培养营养学基础研究、教育方面的研究者、教育者的同时，与临床领域的医生合作，从此开始踏上了以培养管理营养师为目标的新道路（照片2）。

三、营养素缺乏实验

仅缺乏一种营养素也会导致死亡

大学四年级时，我开始准备毕业论文。因为憧憬佐藤登志郎教授（当时）而加入了"实践营养学教室"研究会。佐藤教授是北里柴三郎的孙子，首次在日本导入医学统计学，是位思路清晰，进行国际性研究的人，在之后很长一段时间里担任北里大学理事长。我选择了营养统计学的课程，但几乎听不懂。加入研究会后，由于佐藤教授海外出差较多，我能接受指导的机会也很少。记忆比较深刻的也只有我去保健站拿实验用犬，帮助进行解剖实验这点事。因此，我的毕业论文接受了冈田美都子助教（当时）的指导，以维生素 B_6 缺乏作为研究课题。

用缺乏维生素 B_6 的饲料饲养大鼠，并定期解剖。缺乏这种维生素时，大鼠会患脂肪肝，皮肤呈脂性，逐渐变得消瘦，最后死去。维生素 B_6 这一氨基酸转移酶的相关成分为何会与脂质代谢异常相关呢？整体体脂肪明明减少了，为何会在肝中积蓄呢？我的课题就是解开这个谜题。有医生质问"仅仅因为缺乏维生素 B_6 就能形成这样典型的脂肪肝吗？"据说让健康的老鼠生病没有那么简单，要么给它下毒，要么让它大量喝酒，不这么做是不会形成脂肪肝的。

"仅仅因为缺乏一种营养素，而且缺乏的并不是主要维生素，也会导致生病，最后死亡。"

我在阴暗的动物室中，看着在我手中一动不动、消瘦的大鼠，心想"真是知道了一件大事，这件事必须让更多人知道"。

当时，人们战后营养不良的问题随着日本经济发展、饮食欧美化、食品流通改善逐渐被解决。只要经济发展，吃高营养价值的食品，营养问题就能迎刃而解的风潮正盛。某一天，毕业生来实验室，问我在研究什么，我用冷笑话回答："因为喜欢披头士（Beatles）乐队，所以在研究 B_6，也就是维生素 B_6。"那人听后嘲笑说："就算研究这种东西，也没人会一边考虑营养一边吃东西的。"营养学的研究和实践之间存在一个巨大的偏差，营养学研究如同刺身的添头配菜一样，仅仅被认为是社会的装饰性研究。也就是说，当时人们普遍认为即使不进行营养学的研究，经济富足后营养不良等也会得到解决。

命运的相遇和就职

大四的暑假，我听取大哥的建议前往东京，在新宿歌舞伎町角落的一家小寿司店（花寿司）里，遇见了改变我人生的人物。这个人就是西武新宿站前"新宿医院"的新居裕久院长。他是日本首位倡导"医食同源"的人，是位边拿着锅子烹调边演讲的医生。在电视、杂志和报纸上备受瞩目，提倡食用植物油的高脂肪、高蛋白质的"新居式减肥"。虽然是初次见面，但我俩在营养、健康、食品和料理方面的见解非常投机，一致认为"今后的医疗不是靠药物而是靠饮食"。

1972（昭和 47）年，毕业后我前往东京，成为了新居先生的助手。他对我说"你不了解临床我来教你，但我不了解营养，希望你来教我"。我帮新居老师收集资料和准备演讲会及书籍，并检查原稿和演讲。我经常去四谷站前的庆应义塾大学医学部的图书馆，查找最先进的营养学研究和营养学历史，各种想法接连而至，泡在图书馆的时间可谓是我最幸福的时光。

新宿医院位于歌舞伎町的正中间，因此诊疗时间是下午3点至晚上8点，其间我观察诊疗、接收患者、学习临床检查等，相当于接受了3年的临床实习。其间，对肥胖或消瘦以及成人病患者进行营养咨询。当时，在医疗中没有以个体为对象的营养咨询前例，所以我处于暗中摸索的状态。咨询的推进方式、提问方式、病历卡的记述方法等，需要自己研究的事项堆积如山，一有机会我就前往各个医院参观学习。在病历卡的记述方法上，我发现精神科的诊疗记录值得参考。卡上如实记录了医生和患者的对话内容，这令我感到惊讶，也让我知道了管理营养师和患者的对话内容对于了解患者和制定指导方针非常重要。这里是日本的第一繁华街，我和形形色色的人生活在歌舞伎町的中心，这3年的经历让我理解了人类的困难，也发觉了其中的乐趣。

四、在赤坂四川饭店培训和国立营养研究所帮忙

中国料理的修行

有一天，新居老师给了一个建议。让我去向日本介绍麻婆

豆腐、出演 NHK "今日料理"节目的陈建民先生经营的赤坂四川饭店学习料理。也就是说让我成为陈建民的弟子。这个饭店是在全日本四川饭店工作厨师必经的学习场所,从各地聚集了有能力的年轻人。虽然工资不高,但只要努力,3 年就可以学到所有正宗的四川料理,修行完成后可以在全国的四川饭店担任店长。我以无薪资为条件,6 个月里在店中体验了洗碗、刷锅、预处理、切菜、预调味、加热烹调、装盘等一系列工作。店里的工作一般持续到晚上 10 点左右,所以我只能在半夜请教前辈,在榻榻米房间住宿了一段时间。一起工作的伙伴成为了好朋友,接受了我这样奇怪的人,愿意教我到半夜。但是,实际上我从陈建民先生那里直接学到的只有竹笋的剥皮法而已。在走廊角落剥竹笋皮的时候被陈先生指导"你,竹笋的皮,要这样剥"。在厨房一起工作的伙伴劝我说"你有烹调的天分,当厨师比较好"。日后与新居先生沟通时,被大喝说"你的目的可不是成为厨师"。虽然我放弃了厨师之路,但与当时的伙伴在之后关系也非常好。

人类不是吃营养素,而是吃烹调过的食物,所以我认为必须学习食品和烹调。要说为何选择中国料理,是因为中国料理的食品选择、烹调方法以及与人体关系是基于"阴阳五行学说"而成立。营养学也将营养素分为 5 个种类,因此我认为其中可能有共通性。我也学习了一段时间中医和药膳,但是基于食品和人体成分的要素还原论而发展的营养学,与通过观察和体验自然现象而分类的日本医学之间有一定的差别,最终我也没有发现明确的关联性。

在日本国立营养研究所帮忙

在新宿医院学习的另一个好处就是可以进出附近的日本国立营养研究所（现日本国立研究开发法人医药基础、研究、营养研究所）。当时我帮助了首次研究营养和运动关联性的铃木慎次郎部长（时任）的研究。当时以人作为对象的肥胖基础研究很少，饮食和运动之间的关系是重要课题。在附加运动的条件下，高蛋白饮食增加了减重效果，缓和了减少饮食造成的营养不良，这是防止反弹的有效方法，为了证明这些，我决定参与这个研究。我独自对 4 名受试者进行了营养管理、菜单制作及料理，思考每天的菜谱，去研究所附近购物，也帮助准备料理和实验。通过这个经验，我亲身体会到了开展营养相关的人群干预研究的困难。自从来到国立营养研究所，我与多位研究所老师建立了良好关系，为之后扩大人际关系起到了很大作用。

五、学了营养学，太好了

1975（昭和 50）年，我收到了圣玛丽安娜医科大学医院的邀请。最胜寺重芳部长（时任）邀请我一起参加医院营养部的改革。我在该院致力于饮食疗法和医院供餐的改革、营养咨询的创设，在 2003（平成 15）年转职到神奈川县立保健福祉大学。

离开临床领域投身教育事业已有 8 年，在那年夏天，我经历了意想不到的事情。在横须贺市的勤劳福祉会馆演讲结束后，有个希望会面的女性走进了我的休息室。

"终于见到中村老师了。实际上我的丈夫25年前在圣玛丽安娜医科大学医院的营养咨询室接受过您的帮助。他在胃癌手术后为了尽快恢复体力，想着必须要摄取营养，但就算想吃也吃不了。他的味觉产生了变化，没有食欲，而且因为胃摘除所以一次性吃不了太多，做饭非常麻烦，我们夫妻都很困扰。那时候中村老师帮助了我们。"

虽然她的丈夫已在3年前去世，但据说一直很期待与我会面进行营养咨询。

"我丈夫死前留下遗言说一定要表达对您的谢意，这样我也可以安心地随丈夫而去了。"

这位女性给我留下了如同珍宝一样的话语后离开了休息室。约40年前，在母校阴暗的动物室里，意识到营养的重要性，决心要把这件事告诉更多人的那个年轻人的青涩梦想在这个瞬间终于实现了。

第2章 营养的诞生和系统化

一、"有营养"是错的

东京大学名誉教授细谷宪政定义"生物从体外摄入物质并加以利用，通过生长发育维持生命，健全营生之事称为营养（nutrition）"，"摄入的物质称为营养素（nutrient）"。也就是说，营养是指我们身体摄入并消化、利用食物的状态。

但是，一般来说，大家在不明白营养和营养素区别的情况下会混淆。就像经常说的"菠菜有营养"，但这个表述不正确。因为菠菜中含量较多的是维生素和矿物质这类特定的营养素，而不是说营养这一状态。

营养价值因人而异

"菠菜里含有较多的维生素、矿物质，对于容易缺乏这些营养素的人来说，是营养价值很高的食品"，这才是正确的说法。菠菜营养价值的高低不仅取决于其含有的营养素种类和数量，还取决于摄取人员的营养状况。对于日常维生素和矿物质摄取量较少的人来说，菠菜是很有营养价值的食品，但对于摄取充足的人来说则不然。如果这个人是因为吃得少而偏瘦，那么比起菠菜，米饭和油更能提供能量，营养价值也更高。也就是说，不能说菠菜对所有人都是营养价值很高的食品。

何谓对健康有益的食品

战前战后[*]，粮食不足造成很多人营养不良。彼时，含有能量及各种营养素，易消化吸收的食品被评估为营养价值高的优秀食品。魔芋、蘑菇、竹笋等营养素含量较少，含有的碳水化合物也是不易被消化酶分解的膳食纤维，被认为营养价值低，无法称作有价值的食品。但是，如今肥胖和代谢综合征逐渐普遍化，摄取能量过剩成为问题后，这些能量含量少、不易消化吸收的食品开始被评估为有价值的食品。

这件事对个人来说也是相同的。总有人问我"某某食品对健康有益吗？"。对这种提问，我会回答"因人而异"。这不是糊弄或开玩笑，而是本意。因为某个食品成分对改善现在健康状态或营养状态有效的话，就可以说是"有用"；反之就是"投珠与豕"。

所谓健康状态和营养状态的改善，是指为了维持、增进健康，远离疾病和营养风险而调整能量及营养素摄入。比如，因

---

[*] 译者注：本书中指第二次世界大战前后。

肥胖而关注血糖和甘油三酯的人选择低能量低脂肪、低糖食品是有意义的，但对偏瘦且有低血糖倾向的人而言，这些食品不仅没有意义，还是不健康的食品。

选择构成健康饮食的正确食品，不是要探寻对所有人有效的"健康食品"或"长生不老食品"，而是应以是否能有效改善自身健康、营养状态为判断基准。

二、人类的营养状态

选择适当的饮食和膳食补充剂时，首先要对使用方的营养状态进行评估、判定。所以，我们开始思考"营养状态是什么"。

人体的构成成分不断将旧物质分解，并合成新物质进行替换。部分分解后再利用的物质，最终也会从尿液和皮肤排泄出去。排出和摄入在一定范围内维持着平衡状态，但因某种原因而减少摄取量，因运动或生病而导致营养素需求量增加的情况下，排出量超过摄取量就会引起营养素不足。营养不足状态程度显著且长期持续的话，将无法维持代谢的稳定性，会导致营养缺乏症而生病。这些变化最初是在细胞内引起生物化学上的变化，长此以往就会引起生理上的变化，进一步持续会引起组织、内脏器官的变化，最终引起形态的变化。综合评估营养状态变化的行为被称为营养评估。

营养缺乏症和过剩症

人体的营养状态，是以既不是低营养也不是营养过剩的适当状态为中心，大致分为缺乏状态和过剩状态，前者可分为缺乏症和边缘性营养素缺乏状态，后者可分为过剩症和边缘性营养过剩状态（图 2-1）。

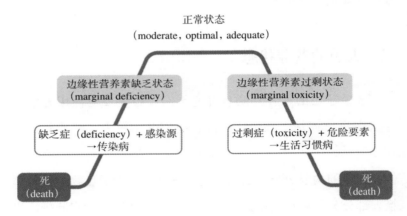

图 2-1　人体的营养状态

资料：細谷憲政. 人間栄養とレギュラトリーサイエソス，第一出版，2010

营养缺乏症是指长期营养素显著缺乏的状态，以及身心出现异常，患上脚气病、夜盲症、坏血病、佝偻病之类的疾病状态。治疗需要改善饮食和使用各种营养素补充剂。边缘性营养素缺乏状态，是处在营养素充分补充的健康状态和缺乏症的临界领域之间，各种临床检查值未达到能诊断为缺乏症的异常值，但营养素摄取量不足，营养素的体内储存量和代谢能力下降，易出现各种营养缺乏的状态。生物存在自然治愈力，所以可以通过日常饮食和补充剂的营养补充来改善营养不足的状态。

营养过剩症，是通过大量摄取特定的食品和补充剂，导致长期的营养素过多摄取以及出现身心异常的中毒状态。营养素的过剩状态与遗传因素相关所导致的肥胖症、糖尿病、脂质异常症、高血压、高尿酸血症、动脉硬化等非传染性疾病，即生活习惯病的发病状态。边缘性营养素过剩状态，是指各种临床检查值还未达到被诊断为生病的异常值，但因营养素摄量过多，肥胖导致脂肪量增加，能量及营养素的代谢也发生变化的易于诱发生活习惯病的状态。脂肪、血糖、血脂、血压等在标准值以上，但还未达到可以被诊断为肥胖症、糖尿病、脂质异常症、高血压症等疾病的状态，即代谢综合征。

三、营养的诞生

古今中外，饮食与健康和疾病的关系一直是被探讨的课题。各种饮食方法被提案作为健康法、养生法以及预防和治疗疾病方法。这些饮食法多数是基于人们的体验和经验，以及通过自然观察所得法则总结而来。为此，没有一种想法认为从食物中摄取的特定成分被吸收之事与生命延续有关。但是，营养学让生理学、生物化学得到了发展，从食物中发现了用于维持生物生命、成长的成分，阐明了食物和生命的普遍关系。我认为营养学才是科学阐明生命运转的学问，也是生命科学的基础学问。那么，到底是谁让"营养"这个概念诞生，即最初想到

"营养"的人物是谁呢？为了找到这个答案，首先需要简单了解一下科学的历史。

营养和生命科学

人类开始深入思考世界上的现象始于古希腊时代。当时所谓的知识分子在讨论"人类究竟是什么？"这一哲学课题。但是，人类有很多侧面，无论讨论多少次皆无疾而终，这件事没有与人类的进步产生直接关联。也就是说，能够进行哲学讨论才是对知识分子的评价。

17世纪初，欧洲迎来了学问急速进步的时代。在那个时代长大的法国人笛卡尔（René Descartes，1596—1650年）被称作近代哲学和合理主义哲学的始祖。他把人类分为人体和心理，人体作为追求客观自然科学的研究对象，心理作为心理学、文学、艺术的研究对象从自然科学中分离。可以说，是他提倡了机械唯物主义，并奠定了把生命解释为物质变化的生命科学基础。生命科学重视普遍性，排除心理和情感的课题，向解剖学、生理学以及生物化学和分子生物学进化。并且，营养学作为生命科学的一部分而发展起来。

我认为，发现物体燃烧和能量代谢成为了营养学在生命科学中创建独立学科体系的起点。人类自古以来对物体燃烧的现象特别关心。物体燃烧会产生点亮世界的光和温暖身体的热，让人们的生活变得富饶。而且无论什么动物都怕火、远离火，只有人类能生火，通过活用火来发展文明。

营养的始祖

到 17 世纪为止，人们坚信物体燃烧会释放出燃素，通过其作用产生光和热。18 世纪后半期，法国科学家拉瓦锡（Antoine Lavoisier）（插图 1）认为燃烧是金属和氧气产生反应的现象，动物呼吸和物质燃烧也是如此。他证明了生物摄取食物消耗氧气，产生的二氧化碳与热量成正比，并发现能量代谢量会通过摄取的食物

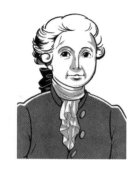

插图 1
安托万·拉瓦锡

和劳动而增加。我认为他才是证明了人类是从食物中获得生命能量的人，也是打开营养大门的"营养始祖"。但也有观点认为他只是研究了生理学的呼吸部分，并未将营养学作为独立学科考虑。

四、营养学的系统化

热量的研究

1866 年，德国的伏伊特（Karl von Voit）制作了大型热量计，直接测定人体的能量消耗量，他门下的鲁伯纳（Max Runber）在 1883 年报告了能量代谢量与体表面积成正比。鲁伯纳于 1902 年通过计算碳水化合物、脂肪、蛋白质的生理燃烧量构筑了能量消耗量的计算基础，也有人认为他才是"营养

始祖"。1965 年，美国的阿特沃特（Wilbur Atwater）整理了这些数据，将食品中所含营养素的热量定为每克糖类（碳水化合物）4 kcal、脂质 9 kcal、蛋白质 4 kcal。这些数值被称为"阿特沃特系数"，是营养学中最重要的系数。当时，他的研究是全美营养学会赌上国家威信推进的一项重大事业，在全美营养学会中"阿特沃特奖"也是当下最权威的奖项。这个系数表示，通过食用三根手指夹住的 1 g 白砂糖，在体内会生产 4 kcal 生理能量。4 kcal 热量能让 4 L 水的温度上升 1℃，可以理解为人体利用营养素高效地产生能量，并利用大量能量维持生命。

糖类（碳水化合物）的研究

19 世纪中，糖类消化被阐明，各种消化酶被发现。20 世纪初开始研究被吸收的糖类代谢，1937 年，克雷布斯（Hans Krebs，德国）发现了糖类分解后氧化为二氧化碳和水并产生能量的三羧酸循环。

脂质的研究

脂质氧化后转化为能量于 20 世纪被解释清楚。之后，利比希（Justus von Liebig，德国）等发现其他营养素也会合成脂肪。更进一步理解到脂质不单单是能量源，也含有与生长、生殖以及生理作用相关的必需脂肪酸。

蛋白质的研究

进入 19 世纪后科学家们正式开展对蛋白质的研究，了解到蛋白质的营养价值与食品的含氮量有关。进入 20 世纪，确认了蛋白质是由氨基酸构成，也阐明了蛋白质的质量由氨基酸的结构决定。之后，关于体内无法合成的必需（不可或缺）氨基酸和可合成的非必需（可缺乏）氨基酸的分类、氨基酸的需要量、氨基酸平衡以及各种蛋白质和氨基酸生理作用的研究有了长足发展。

维生素的研究

在 19 世纪后半期，发现只靠糖类、脂质、蛋白质这些产能营养素无法饲育动物之后，人们开始推测其他营养素的存在。比如在日本，有过量食用白米习惯的人会出现伴随神经症状的顽疾，中日甲午战争、日俄战争中很多士兵因该病死亡。之后了解到该病是因为缺乏维生素 B_1 而导致的脚气病，此事件成为了阐明微量营养素存在的契机。陆军认为脚气病是传染病，因此严格实行了卫生管理。但因未进行饮食改善而无法减少患者数量，造成脚气病死去的人数达到了阵亡人数的 4 倍以上。另一方面，海军发现在欧美很少见脚气病患者，因此就将以白米为主的传统饮食切换为以肉类为主的西方饮食，从而预防了脚气病。

1890 年，艾克曼（Christiaan Eijkman，荷兰）发现在有脚气病症状的鸡饲料里添加米糠就能治疗其症状。1912 年，冯克

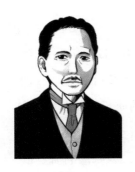

插图 2
铃木梅太郎

（Casimir Funk，波兰）成功将米糠的有效成分结晶化，因为它具有胺性质而被称为生命之胺，即"vitamin（维生素）"。日本的铃木梅太郎也将对预防脚气病有效的成分从米糠中分离、结晶化，阐明了脚气病是维生素 B_1 缺乏症。如果当时铃木梅太郎（插图 2）获得诺贝尔奖的话，他就是日本第一位获奖的营养学家。

在欧洲也有与营养相关的重大事件与发现。进入 16 世纪后，人类迎来了大航海时代，各国掌权者活用先进的航海术，向征服未知的世界前进。但是，一旦长期航海，约半数船员就开始因出血、掉牙、伤口裂开、黄疸、手脚不能动等顽疾而死亡。16 ～ 18 世纪，约有 200 万名船员因此死亡。

1747 年，英国的库克船长（James Cook）听从林德医生（James Lind）的建议，把当地民间疗法使用的柑橘发给船员，治好了该病。该顽疾是由于新鲜蔬菜水果摄取不足所导致的维生素 C 缺乏，即坏血病。也就是说，当时亚洲因缺乏维生素 B_1，欧洲因缺乏维生素 C 而苦恼。

矿物质的研究

18 世纪，逐渐了解到血液中含有铁、骨头是由钙和磷构成等事实。进入 20 世纪，阐明了甲状腺肿大由缺碘引起。同时，发现了各种矿物质缺乏症，也发现了多种维生素和矿物质，继而发现了其生理作用和食品中的含量。

回顾营养学的发展历史，首先是发现产生生命能量的营养素，之后发现构成人体、维系生命活动的营养素，构筑了现在的五大营养素的框架（framework）。另一方面，发现了含有这些营养素的食物特性和合理的摄取方法，以及营养素缺乏症和过剩症，食物和健康及疾病之间的关系也可以被科学解释，营养学的学科体系化渐渐整合完成。

五、人体的构成和营养

营养学是科学解释人体与食物关系的学问，因此首先从人体方面来考虑营养。

人体的构成

人体由细胞、组织和脏器构成，它们相互作用、正常活动以维持生命。组成这些结构及代谢成分的是营养素，人体约16.4%是蛋白质，15.3%是脂质，5.7%是矿物质，糖类在1%以下，其他由水分构成。为了补充这些营养素，人类需要从饮食中摄取所需的营养素。另一方面，日常饮食的构成比例在能量比中，糖类约57.5%，脂质约26.3%，蛋白质约16.0%，由于摄取量最多的糖类大部分作为能量源被消耗，因此在生物的构成成分中所占比例最少。

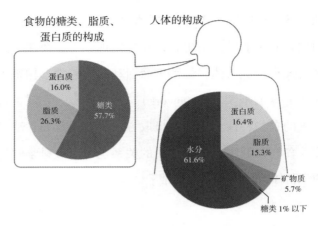

食物的糖类、脂质、蛋白质的构成

人体的构成

图 2-2　人体和食物的构成

营养成分的体内变化

人体是由与食物相同的营养素所构成，但食物的营养成分不是直接被生物利用。也就是说，被消化、吸收的营养素，主要在肝内被转换为适合人体的新营养素后储存起来，根据各器官和组织的需要释放到全身，进行循环和补充。例如，吃牛排摄取的蛋白质不会直接变成构成人体肌肉的蛋白质。牛排中的蛋白质通过消化酶被消化，分解成为氨基酸及多肽被吸收，与构成人体的蛋白质分解后的氨基酸一样，被用于合成人体所需要的蛋白质。合成时使用的"设计图"继承于父母的基因，基于该信息产生适合个体的蛋白质。如果可以直接利用牛肉蛋白质，吃牛排的欧美人肌肉就会变得和牛一样，但事情并非如此，他们也会产生与父母相似的肌肉。也就是说，摄取的食物中所含有的蛋白质里虽然有其物种特性，但对氨基酸而言，牛肉、牛奶、人体都没有特异性，因此作为原材料产生每个个体特有的蛋白质，造就了特点丰富的人体。

六、营养学和生物化学

近年来分子生物学飞速发展，科学家们开始在细胞和基因水平上阐明营养素的代谢与作用。例如，细胞中有细胞质和细胞核，细胞质含有线粒体、溶酶体、内质网、高尔基体。线粒体产生储存能量的 ATP，溶酶体产生蛋白质，内质网搬运物质，高尔基体负责将核糖体制造的蛋白质包裹并运出细胞外（图 2-3）。就这样，细胞水平的营养素合成、分解、代谢开始被了解。

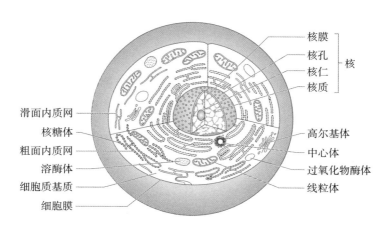

核膜
核孔
核仁
核质
核

滑面内质网
核糖体
粗面内质网
溶酶体
细胞质基质
细胞膜

高尔基体
中心体
过氧化物酶体
线粒体

图 2-3　细胞的构造

营养学与生物化学的分歧

思考一下细胞与基因以及营养之间的关系。以前，营养学和生物化学是关系良好的"蜜月"状态，引领营养学基础研究的是生化学者。随着营养学的发展，以器官为对象的营养素生理学研究逐渐转换为动物的代谢水平研究，作为研究方法的生物化学也得到了发展。1953 年，沃森（James Watson）和克里克（Francis Crick）阐明了 DNA 的双螺旋构造后，生物化学的研究中心变成了人体内在因素的基因组研究，与外在因素的营养有了不同的方向性。基础营养学的研究被当做生物化学研究的小众课题。当时，因世界大战导致粮食不足而引起的营养缺乏症几乎已被解决，营养学独立的研究目标也变得模糊起来，"营养学研究室"指示牌也从日本的大学研究室里消失。营养学也从培育医生的医学教育中消失，营养学研究者也开始自称生物化学学者，营养学失去了光辉。

但 21 世纪前，科学家发现了一种操控基因运作的机制，其与 DNA 碱基序列无关。这一信息的聚集被称为表观基因组。从中发现人的个性与疾病并不单由 DNA 决定，还与表观基因组的机制有关。细胞核中收纳了来自父母的 46 个染色体，染色体是由脱氧核糖核酸（DNA）锁状连接的双螺旋构造所构成。DNA 是腺嘌呤（A）、鸟嘌呤（G）、胞嘧啶（C）、胸腺嘧啶（T）这 4 种碱基按照规则配对形成的遗传信息。因生理功能而读取编入 DNA 的遗传信息被称为基因表达。DNA 信息被信使RNA 复制后，根据其信息在核糖体中组成氨基酸，合成所需蛋白质的一系列程序被称为基因表达。也就是说，来自父母的遗传信息，以 DNA → mRNA →蛋白质合成的途径传达，形成与父母相似的身体（图 2-4）。

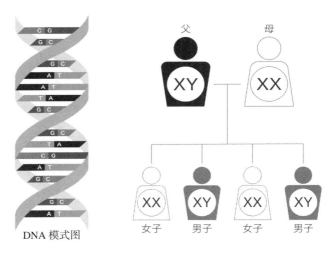

DNA 模式图

父　　母
XY　　XX

女子　男子　女子　男子
XX　　XY　　XX　　XY

图 2-4　遗传机制

但是，全身约 60 万亿个细胞中，虽然都具有相同的基因，但各自发展成特定的器官，有分化为脚的细胞，也有分化为皮肤的细胞。这是因为存在 DNA 基因作用的开关切换装置。装置本身依赖附着在 DNA 的各种化学修饰（甲基化或乙酰化）来控制。比如构成人体的细胞中全都含有相同的基因，但会分化为各种各样的细胞。此外，虽然同卵双胞胎具有相同基因，但就算外表相似也不会完全相同。在不同环境下生长，体型会有差异，所患疾病和寿命也不同。也就是说，人类的个性和健康状态，不仅取决于基因的遗传信息，也由表观基因组的不同而产生差异。并且，过量饮食、营养素摄取偏颇、压力过大也会引起调节功能的变化和异常，导致蛋白质的生成和功能发生错误，无法维持健康，引起疾病。

营养学和生物化学的合作

研究人体外环境关系的营养学与主要研究细胞内机制的生物化学，再次开始强强联手。比对个体的基因，有可能出现碱基序列不同，如果1%以上人群存在该变化，就称为基因多态性。基因多态性的个体若有不恰当的饮食习惯，就容易出现疾病。因此，通过基因诊断，可以得知个体易发病的体质。为了避免基因表达，早期改善饮食习惯可以更确切地做好预防。比如有糖尿病基因多态性的个体，胰岛素分泌功能和感受性会降低。与无该基因多态性的个体相比，即使肥胖程度相同也更容易患糖尿病。因此通过减肥控制体重非常重要，此举能更确切地预防糖尿病发病。营养素和饮食既有构成生物所需的原材料作用，又对生物"设计图"的基因作用产生影响。

七、营养学的进步和人类的饮食

自拉瓦锡打开营养学大门以来，约有200年，在此期间营养学发展进步显著。在医疗中，用导管将营养素直接补充进血液的"中心静脉营养疗法"取得了进步，可以拯救因克罗恩病等丧失消化器官功能的患者生命。这意味着人类可以通过将营养素直接注入体内，即使不进食也能活下去。输液只能调配人类已知的营养素，因此如果通过该营养补充法确实能够活下去，则说明人类已掌握了所有作为生命元素的营养素。

这样的结论，意味着人类可以将所需的所有营养素做成片剂，每天饮用此类补充剂就能活下去。我们可以从繁琐的购物和料理中解放，甚至连农业也不需要了。人类将从粮食危机、饥饿、营养不良中解放。我开始对营养学感兴趣的时候，也曾梦想过早上起来，将数片营养补充剂放进嘴里，就免了吃饭的麻烦。

完全营养食品的开发

实际上，有一群人已实现了这个梦想。那就是参加了人类首次登月的阿波罗计划的营养学者们。

1970 年，搭乘阿波罗 13 号的 3 个宇航员到达月球 2 周后回到地球。当时吃的航天食品（照片 3）就是完全营养食品，可以提供生存所需的全部营养，且吃后不会排便。当时，推进研究的美国营养学者受到了全世界的赞扬，报道称这是美国营养学的胜利。我也感到了"被捷足先登"的悔恨。

但是，这个航天食品的开发在之后遭遇挫折。因为宇航员们投诉说："如果每餐都要吃如同牙膏管里挤出的东西的话，饮食反而会变成负担影响到工作。"

暂且不论人类是否已经发现了所有营养素，所有营养素通过导管补充、饮用与烹调自然培育的食物之间有着巨大差异。

这是因为饮食除了补充营养之外，还有满足人们对食物颜色、口感、香味、美味等需求，并与食物的生产、流通、加工、烹调以及支撑这些的地域文化、经济、气候、风土等相关，饮食是综合化的结果。营养学以近代合理主义为基础，以要素还原论为方法论，因此饮食价值最终易被导向为"合理且便利地补充营养素"，但不可以忘记饮食是由多种多样的因素和目的组成。

不限于航天食品和对伤病员的营养补给问题，在日常的饮食中，生产、流通、加工、烹调的过程也通过活用 AI 和机器人变得越来越效率化、简便化，逐渐远离人类传统的"下工夫花心思的饮食"的定义。这一方向性对以近代合理主义为基础的现代文明社会来说是人们想要避免的情况，其原罪大概是将人类的身体和心灵分开——这是作为近代科学基础的笛卡尔哲学。但是，我认为正因为社会如此，才必须发展"人类营养学"，探求与人为邻的营养和饮食存在方式。

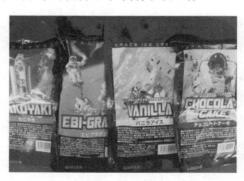

照片 3 航天食品
开发阶段是将果冻状营养剂装入软管内，而后改良

八、人类的进化和营养

营养学的必要性

探索营养的历史后可以了解营养这一概念的诞生和营养学的发展历程，但话说回来，为何人类的饮食需要营养知识？我之前就一直有这个疑问。熊猫只吃竹叶，考拉只吃桉树叶，但肌肉还是很发达，活得也有精神。即使不限定为食草动物，除了人类也没有动物吃东西时会考虑营养。即便如此，它们也能正常成长，没有医疗也能健康一生。为何人类吃东西时，不考虑这个那个就活不下去呢？

我认为原因在于人类是杂食性的。我们日常所说的食物是自然界存在的动物和植物，人类将这些物质加工烹调成易于食用的状态，自顾自地命名为食物和食品。但是，这些动植物本来不是为了成为人类的食物而存在的。各种食物虽然会提供人类所需的一部分营养素，但食物成分的内容是为了让动植物生存下去而构成，不是为了维持人类健康而恰好构成的。

比如猪肉富含蛋白质和维生素 B_1，但也是饱和脂肪酸较多的食品，因此虽然是补充蛋白质和维生素 B_1 的优质食品，吃多了也会成为肥胖和血脂异常的诱因。对人类来说，在自然界中不存在含有所有必需营养素的"完全营养食品"。人类还没碰到如同熊猫的竹叶一样、只要吃就能健康活下去的所谓健康食品。因此，人类将不完全的食品进行多种组合，选择了通过整体饮食平衡摄取必需营养素的杂食。与其说有意识地选择，不如说只有适当杂食的人群才能生存下来、进化成人类。也就是说，人类在进化过程中遭遇无数次严酷的饥荒，不得不摄取各种食物。在每次发生饥荒时，摄取的食材种类都会增加，在扩大"异常杂食"的同时，也获得了在地球任何地方都能生存的适应能力。

人类开始发展文化、文明，希望能更加健康长寿，于是开始寻求智慧，如何选择多种多样的食品、该摄取多少量。我认为科学解释该智慧的就是营养学。也就是说，为了发展人类进化原点的合理杂食，营养对人类来说是不可缺少的主题。

成为杂食性动物

那么，人类成为杂食性动物的契机是什么？

我尝试从人类的进化过程进行探索。现在存在的大型类人猿的共同祖先在约 1500 万年前就存在，从共同祖先分化为猩猩和大猩猩，又在之后约 700 万年前分化为黑猩猩和人类属。之后，人类属存在过 25 个种类以上，但唯一生存下来，向人类进化的就是我们的祖先"智人"。其他的人类属因疾病、环境变化、捕食等而灭绝。那么为何只有我们生存下来了呢？学界有很多说法。

之前有种说法是，从非洲丛林来到草原的人类属，从抓着树枝荡着移动到进化成直立双足行走，之后大脑进化，饮食种类变广。但是，灭绝的人类属中出现过比我们更大的大脑。例

如，智人最大的对手、已灭绝的尼安德特人的脑容量为 1550 ml
左右，智人的脑容量相比来说较小，为 1450 ml 左右。此外，
现代人的大脑容量为 1350 ml 左右，更小。而且，大脑与肌肉
相同，能量消耗很大，大脑的能量需求量更高，基础代谢也会
增大。有研究计算了基础代谢量，其结果显示尼安德特人的基
础代谢量是智人的 1.2 倍。体格较大且强壮的尼安德特人要活
下去则需要较多的能量和食物，无法适应食物不足的环境。进
一步说，进化成人类的智人也有其自身特征。

智人的特征和进化

　　智人与其他人类属相比，不仅在体力方面没有优势，甚至
还瘦弱。但是早早就组建一夫一妻制的家庭，雄性给雌性和孩
子分配食物。智人不仅要准备自己的食物，还要获取和运送家
庭的食物，因此从行走进化为直立双足行走，实现了用双手搬
运大量食物。古生物学者（更科功）称其为食物搬运假说。由
于直立二足行走时身体负担较小，是一种合理的移动方式，可
以从远方获取食物，也能增加其种类。于是，智人从丛林里积
极转移，开始尝试食用水果之外的昆虫及肉食动物的剩食。因
这类动物性食品易消化，富含优质蛋白质、脂质、维生素和矿
物质，对消化不会产生负担，不仅能让大脑容量增加，还能让
大脑和肌肉功能发达起来。食草动物通过消化道内存在的微生
物发酵植物纤维，产生各种有效成分，并吸收这些成分转化为
营养素。但应用这种方法就必须吃大量的植物，一直咀嚼、吞

咽、消化。

智人使用手让大脑功能得以发展，使用火让狩猎技术获得进步，从事农业，越来越向杂食性进化，最终将生活圈扩大到地球上的每个角落。例如，我们最大的对手——在欧洲进化的尼安德特人，强壮、头脑聪明且积极活动，但只吃限定的食物。从智人的角度来看，他们是"偏食"的。由于地球寒冷化，动植物从欧洲陆地上减少后，尼安德特人失去食物，以直布罗陀半岛为最后的生存地直至灭绝。反而，在非洲进化的智人在陆地食物不足的寒冷期，摄取从海里获取的鱼类及海藻并进一步杂食化，从而存活下来。

人类通过进化直立双足行走而扩大了摄食范围，在严酷的地球环境变化中存活下来。但是，杂食还有一个重要问题被发现。那就是"必须从多种多样的食品中选择适当的食物"，我认为解决这个问题的就是营养学。因某种原因导致某种食品不足，或过量食用某种食品，无法维持适当杂食，从而危害健康，大量死亡，濒临灭绝的事例，在历史上也多次登场。

那么合理的杂食是什么样的饮食呢？

简单说就是"不过量也不过少地摄取所有营养素的饮食"。具体来说，是从米饭、面包、面类等谷物中摄取碳水化合物，从肉类、鱼类、蛋类、大豆制品等食物中摄取蛋白质和脂质，从牛奶、乳制品以及蔬菜和水果中摄取维生素、矿物质。也就是我们一直挂在嘴边的"营养均衡的饮食"。

如上所述，我们的祖先智人为了在严酷的环境中生存下来，选择了"杂食"并食用所有动物和植物，从而进化为现代人。18 世纪在欧洲诞生的第二次工业革命，实现了文化上的丰富饮食生活，创造了人口显著增长和长寿的社会。在底层支持这件事的就是在那个时代诞生的"营养学"。

现在，"营养"成为了系统性研究、教育的对象，作为"营养学（sciences of nutrition）"，创立了独立的学科体系。学科体系被分化为以营养基础性事项为课题的"基础营养学（basic nutrition）"，在人生舞台上应用、实践的"应用营养学（apply nutrition）"，以食物为中心的"食物营养学（food nutrition）"，以人类个体为对象的"临床营养学（clinical nutrition）"，以及与团体和地域为对象的"公共营养学（community nutrition）"，作为实践这些知识的方法论有"营养教育论"和"供餐经营管理论"。

参考文献

1) 細谷憲政. 三訂人間栄養学, 調理栄養教育公社, 2000
2) 小池五郎. 栄養学のなりたちと目的, 系統看護学講座 専門基礎 4 栄養学, p.2-6, 医学書院, 1995
3) 小山野敦. 日本人のための世界史入門, 新潮新書, 2013
4) 大磯敏雄. 人口・食糧そして栄養はどうなる, 第一出版, 1977
5) 日本栄養士会栄養指導研究所監修／健康・栄養情報研究会編. 戦後昭和の栄養動向 国民栄養調査 40 年をふりかえる, 第一出版, 1998
6) 原田信男. 食べるって何？ ちくまプリマー新書, 2008
7) 畑中三应子. カリスマフード, 春秋社, 2017
8) Yuval Noah Harari／柴田裕之訳. サピエンス前史 上・下巻, 河出書房新社, 2016
9) Pat Shipman／河合信和監訳. ヒトとイヌがネアンデルタール人を絶滅させた, 原書房, 2015

10) Chip Walter / 長野 敬・赤松眞紀訳．人類進化700万年の物語，青土社，2014

11) 更科 功．絶滅の人類史 なぜ「私たち」が生き延びたのか，NHK出版新書，2018

12) Ruth DeFries / 小川敏子訳．食糧と人類，日本経済新聞出版社，2016

13) 佐藤洋一郎．食の人類史，中公新書，2016

14) Leonard Mlodinow / 水谷　涼訳．第8章 物質は何でできているか，この世界を知るための人類と科学の400万年史，p.194-237，河出書房，2016

15) Walter Grotzer / 水上茂樹訳．栄養学の歴史，講談社サイエンティフィク，2008

第**3**章　日本营养改善的历史

一、营养学的发起

　　我决定回顾日本的营养改善历史。我认为将自己一路所做之事流传后世非常重要，在创造未来的愿景时可以作为参考。记述营养和饮食生活历史的资料有很多，但其中多数是将当时发生的事实基于时代必然性所整理出的内容，关于社会背景、相关人物和团体的想法及他们所做出的努力，则记载甚少。但是，历史是 HISTORY，就像可以将历史称为他（he）的故事（story），杰出人物的才能对历史会产生很大影响。因此，在回顾历史事实的同时，本章对推动历史进程的人物也进行了记录。因为可以作为今后从事营养之人的参考。那时候如果没有出现佐伯矩、高木兼宽、森川规矩以及细谷宪政的话，日本的营养历史肯定完全不同。

中医的思考方式

　　日本营养学的发起是明治维新之后的事。明治以前，日本医疗主要参照中国的医学（中医）。中医分类为药物疗法、针灸疗法以及饮食养生，饮食疗法被认为是饮食养生的一部分。但是，与现在以适当摄取能量和营养素为目的的饮食疗法不同，饮食养生是以阴阳五行学说为基础，将食品选择和烹调方法体系化的产物。并且，饮食养生的特征被称为"药食同源"，药物和食品被解释为同一物质，食物全体的效用按食能、食味、食性进行整理。食物大致分为酸甜苦辣咸 5 种味道，每种味道都被认为有其特有的效用（表 3-1）。在营养方面，根据构成食物营养素的成分特征及食物在生物体内的作用特征分为 5 大类（表 3-2）。食物的特征均被中医和营养学分为 5 大类，让人很感兴趣。

　　饮食养生经过长年的饮食体验将食品特征进行分类，根据使用者的体质选择食品。比如，将体质大致分为虚寒型和燥热型来决定应摄取的食物和控制摄取的食物。虚寒型要多摄取温补性食品，例如食性为温性，食味为甜味或辣味的食品；实热型要多摄取凉泄性食品，例如食性为寒性，食味为酸味或苦味的食品。江户时代和明治时代初期，这类养生饮食成为了日本人饮食疗法和饮食生活的指标。"土用丑日要吃鳗鱼""患上疾病要吃粥和梅干"等，至今也作为养生饮食的智慧结果被流传。

表3-1　中医中的五味食品和作用

1	酸味	柠檬、梅子、番茄、李子、酸奶等
		有收敛作用、消炎作用，对盗汗、腹泻、多尿等有改善效果
2	苦味	芹菜、青椒、咖啡、茶、海藻类等
		有利水除湿、坚固作用，对缓解发热有效果
3	甜味	谷物、薯类、蛋、奶、肉、鱼、水果、蔬菜等
		有补养人体衰弱、缓和疼痛的作用，有滋养强壮的作用，对改善身体气血虚弱有效果
4	辣味	葱、萝卜、大蒜、韭菜、生姜、胡椒、山椒等
		有温中散热、活血的作用
5	咸味	盐、大麦、酱油、味噌、泡菜、腌鱼肉类等
		有软化和湿润的作用，对皮肤下的硬结、淋巴肿、便秘等有改善效果

表3-2　营养学中的5种营养素、食品分类群及作用

产能营养素

1　蛋白质：肉类、鱼贝类、蛋，大豆制品
　　是氨基酸的来源，构成身体的成分

2　脂质：油脂类
　　是脂肪酸的来源，是高效能量源和功能性成分

3　碳水化合物：谷物、薯类
　　具有消化吸收后成为能量源的糖类和生理功能，有成为发酵性能量的食物功能

微量营养素

4　维生素：牛奶、乳制品、蔬菜、水果
　　在体内无法合成或合成不足的有机化合物，可以调节代谢

5　矿物质：蔬菜、水果、牛奶、乳制品
　　是无机化合物，具有调节代谢的作用，会成为身体的构成成分

英美营养学和德国医学

近代营养学是明治维新以后从欧美传入的。营养学不仅像中医一样将食品分类，还将食品中对机体有效的成分进行分析，根据其内容选择食品。1859 年，英国的赫本博士（James Hepburn）从开放后的横滨港来到日本，在横滨开设诊疗所。因为向日本介绍了近代医疗，被称为"英美横滨学派"。他的弟子中，有日后对日本临床营养发展做出贡献的福泽谕吉和高木兼宽。

另一方面，日本在 1887（明治 20）年通过国会决议，为了医学近代化而引入德国医学。当时，德国医学以循证主义为基础，重视实验医学，因此与主张临床医学重要性的英美横滨学派对立。实际上，之后发生的以德国医学为主流的森林太郎（森鸥外，陆军）和学习英美医学的高木兼宽（海军）之间的脚气病争论，也是有此暗流之故。可以说，日本的营养学在医疗上受到英美临床营养学的影响，以研究为主的基础营养学则受到德国医学的影响。德国医生伏伊特对东京大学大学部的学生传播了营养概念"饮食不能由嗜好而定，必须要根据其中含有的营养成分来吃"。

日本饮食和欧美饮食的融合

明治政府以成立近代国家为目标提出了富国强兵、殖产兴业。为了提高国民身体素质，开始关注营养，并通过引入营养学及营养价值较高的欧美饮食，来提高国民的身体素质。也就是说，因饮食生活的欧美化作为国策是不可或缺的存在，作为其依据的营养学也被积极活用。然后，饮食近代化的象征是"推荐肉食"。日本人的肉食禁忌意识是来源于传统的以稻米为中心的饮食文化，再加上受佛教影响的天武天皇实施了"肉食禁令发布"所导致，之后一直持续到江户时代。但到了江户时代后半期，与国外的贸易开始活跃，都市地区及开港地区逐渐出现受到欧美料理影响的地方。1862（文久 2）年牛肉火锅店在横滨开张，1867（庆应 3）年肉铺在江户高轮开张。之后，料理书、报纸、杂志中出现了欧美料理的介绍，在日本料理的基础上，融合欧美料理的日西结合料理也诞生了，欧美料理逐渐普及到日本全社会。

日本的饮食近代化不是西洋料理驱逐日本料理，而是以融合的方式推进，形成了新的饮食文化。政府将饮食欧美化作为国家政策推进，通过日本风土和国民创造，与以往的饮食适当融合，最终补充了国民缺乏的能量、蛋白质、脂肪、维生素和矿物质，对改善营养起到了有利作用。

二、脚气病争论和食育基本法

对白米的憧憬和脚气病

对当时的日本人来说，白米饭吃到饱是一种憧憬。因为大米是年贡缴纳的作物，平民在日常生活中几乎吃不到。当地的富裕农民也只是将大米和杂粮谷物混在一起吃，平民则以甘薯、小麦、稗等为主食。1873（明治6）年，明治政府从年贡改为货币纳税，从此农家开始拥有剩余的大米。此外，通过改良种稻技术，大米得到增产，养蚕业的发展带来现金收入后，大米成为了可以购买的食物。大米消费量大大增加，从此形成了偏重于主食的饮食结构。加上脱壳技术的进步，梦想中的白米饭变成了普通饮食。

讽刺的是，这种白米饭饮食的普及导致了脚气病的流行，特别是在军队中成为了一大问题。"参军后可以无限吃白米饭"被用于招人宣传。但是，学习横滨英美学派、成为海军军医总监的高木兼宽主张脚气病的原因就源于这样的饮食。在英国学习流行病学的高木认为欧洲没发生脚气病是因为饮食不同，便将军舰上的饮食从日本料理转为欧美料理。但是，走在明治政府引入的德国医学主流上，并在细菌学者科赫身边留学的陆军军医森林太郎等则主张"细菌感染"或"中毒"，与海军正面对立。来自陆军和海军的脚气病争论，发展成军队战友的脚气病战争。

陆军和海军的脚气病争论

1882（明治15）年12月之后的272天，从日本→新西兰→智利→秘鲁巡回归国的海军练习船"龙骧"的371名乘员中，脚气病发病患者有160人，脚气病死亡人员有25人。航海中，船员一直吃着以白米为主食的日本料理。这件事对海军的冲击很大，因此慌忙制定引入欧美料理的计划，高木为了得到其论据进行了大规模的临床试验。1884（明治 17）年 2 月之后的 187 天，高木让军舰"筑波"沿着发生脚气病的"龙骧"航线再次进行航行。在此期间的饮食是由小麦饭、肉、炼乳、饼干等构成的完全欧美饮食。结果发现，乘员 333 人中脚气病发病患者减少至 6 人，因脚气病死亡者减少至 0 人。海军将其他军舰及陆地设施也实施了同样的饮食调整。2004（平成 16）年，城户秀伦等人将当时实施饮食调整的 16 只军舰和 8 处陆地设施中的数据以最新的统计方法进行分析。结果发现通过饮食调整，所有设施的脚气病发病率从 27% 减少至 14%，荟萃分析显示优势比为 0.38，有显著减少。

1894（明治 27）年，甲午战争之际，政府主张将白米饭变更为小麦饭，但因陆军干部的反对未能实施，次年，森林太郎写下《日本兵食论摘要》，批判高木的军粮改善。对立没有得出结论，结果在甲午、日俄战争中得到了实证。在战争中，陆军的脚气病发病人数是海军的约 1200 倍，脚气病死亡人数达到了约 4000 倍。顺便一提，陆军脚气病死亡人数达到战死者的 4 倍，陆军多数士兵不是因为战争而牺牲，而是因为营养缺乏症而失去生命（表 3-3）。

到 1913（大正 2）年，陆军也将军粮比例改成白米 70%、小麦 30%，脚气病患者剧减。1924（大正 13）年通过临时脚气病调查会，得出"脚气病是以维生素缺乏为主要原因引起"的结论。另一方面，铃木梅太郎博士将对预防脚气病有效的成分从米糠中分离、结晶，这是维生素研究的开端。也就是说，营养素不仅是成为能量源的成分，还包含调整身体状况的微量营养素，人类因此进入了重视维生素和矿物质的时代。

表3-3 甲午、日俄战争时的脚气病发病状况

	陆军	海军
出兵	240 616 人	3096 人
战死者	1132 人	337 人
脚气病发病者	41 431 人	34 人
脚气病死亡者	4064 人	1 人

食育基本法的公布

2005（平成17）年，日本政府领先于世界，将《食育基本法》作为国家基本法颁布（表3-4）。制定该法律的探讨会议每月1次、历时1整年，在首相官邸举办，我也作为成员之一参加。探讨委员会成员阵容非常豪华，几乎所有担任国家中枢的大臣都参加了（表3-5）。在探讨委员会的议论以外，以野党为中心的反对意见也开始出现。反对意见的主旨是"摄取什么样的饮食是国民自由，国家不应对家庭餐桌说三道四"。

委员会的最后一天，议长小泉纯一郎首相（时任）在最后的致辞中提到了陆军和海军脚气病争论的话题，"我国曾因国家营养政策错误导致出现众多死者，给国民造成了麻烦。营养对国家非常重要，因此希望将此纳入国家的基本法"，以此作为会议收尾。此时小泉纯一郎首相正好坐在我的对面，我感受到他的与众不同，直到现在我还记得当时的感动心情。

表3-4　食育基本法（引用）

　　为了日本在21世纪的发展，培养儿童健全的身心，拥有能展翅飞向未来和国际社会的能力的同时，确保全体国民的身心健康和一生都能健康地生活，这非常重要。

　　为了培养儿童形成丰富的人格并拥有生存的能力，"饮食"是最重要的。现在，再次将食育作为生存的基本、智育、德育和体育的基础位置的同时，力求推进通过各种各样的经验，学习与"饮食"相关的知识及对"饮食"的选择能力，开展以培养能够实践健全饮食生活的人为目的的食育活动。当然，食育对所有年龄段的国民来说都是必需的，但对于儿童而言，食育对儿童的身心成长及人格形成都有着很大的影响，食育是在一生中培养健全的身心和丰富的人格的基础教育活动。

表3-5　食育基本法的探讨委员

会长			
小泉纯一郎　内阁总理大臣			
委员25名			
细田博之	内阁官方长官	市场祥子	（社）全国学校营养士协议会副会长
栅桥泰文	内阁府特命担当大臣（食品安全，食育）	伊藤一长	长崎市长
麻生太郎	总务大臣	大藏滨惠	JA全国女性组织协议会会长
南野智惠子	法务大臣、内阁府特命担当大臣（青少年育成及少子化对策）	神田敏子	全国消费者团体联络会事务局长
町村信孝	外务大臣	佐佐木孝治	日本连锁店协会会长
谷垣祯一	财务大臣	高桥久仁子	群马大学教育学部教授
中山成彬	文部科学大臣	中村丁次	（社）日本营养师会会长
尾辻秀久	厚生劳动大臣	服部幸应	服部营养专门学校校长
岩永峯一	农林水产大臣	原棋	全国饮食生活改善推进员团体联络协议会理事
中川昭一	经济产业大臣	福士千惠子	读卖新闻东京本社生活情报部次长
北侧一雄	国土交通大臣	逸见良昭	（社）日本PTA全国协议会副会长
小池百合子	环境大臣	渡边昌	（独）国立健康·营养研究所理事长
村田吉隆	国家公安委员会委员长		

三、日本国立营养研究所的创立和大米动乱

佐伯矩和营养学

对日本营养学的发展和普及做出贡献的重要人物之一是佐伯矩。他于1905（明治38）年到美国耶鲁大学留学，学习生理学、生化学以及细菌学。研究一直很顺利，他本打算永居美国，但为了看望患癌的祖父而回到故乡爱媛县西条，在得知日本的营养现状后，决定在日本推进研究。1913（大正2）年前往东京，成为神田骏河台的金杉内科疗养馆馆长，一边诊疗患者一边手握试管推进研究。

当时，营养学开始研究非产能营养素的微量维生素和矿物质的必要性，研究的主要课题是发现新营养素。多数营养学者埋头于基础研究，认为营养学的实践、应用研究不是重点。这一倾向甚至遗留到现在，当时的营养学者似乎对实践中的营养问题不感兴趣。

但是，佐伯矩认为营养学只有在实践中才对人类有用、有意义，所以热衷于营养学的实践活动。1914（大正3）年，他在东京芝白金三光町自费设立了"营养研究所"。在研究所中进行各种营养相关的研究，"偏食""营养餐""完全营养餐""营养效率""营养指导"等现在普遍使用的营养术语都是从这个研究所诞生。1920（大正9）年，国家以积极推进营养政策为目的，将该研究所作为"国立营养研究所"置于内务省

附属机构的位置。次年，在小石川驾笼町设立新厅舍，佐伯矩就任初代所长。

国立营养研究所的设立

为何日本政府设立国立营养研究所、积极推行营养政策呢？原因是当时深刻的时代背景。具体契机是1918（大正7）年发生的"大米动乱"。通过国家近代化，国民收入增加，人们能吃得起米饭。农民也通过养蚕等增加收入，除了小麦或稗子之外，开始吃得起大米。但是，由于第一次世界大战导致的经济繁荣，需要工业劳动者，农家劳动力流出，大米的增产进度缓慢。并且，由于战争的影响，大米进口量减少，大米价格逐渐升高。地主和商人开始操作大米谷物的投机交易，发生了限售和垄断收购，大米的价格因此进一步升高。

大米动乱和营养学研究

在这种状况下，于1918年8月，寺内内阁发布对外政策，宣布对西伯利亚出兵。流通行业人员和商人等趁着战争特需，进一步加剧了大米的限售。米价异常上涨，平民难以买到大米，在主要城市发生了"交出大米"的反政府运动。随后在各地发生集会、打砸抢烧，最终波及全国。此运动的参加人员超过了100万人，发展为全国规模的暴动，这就是"大米动乱"。

通过这件事，政府感受到营养的重要性，设立了"国立营养研究所"。在研究所里，推进生理学、病理学、细菌学、化学等研究，可谓是佐伯博士梦想中的营养综合研究。另一方面，研究所也通过报纸、电台、杂志等，积极开展营养的科学普及。在营养改善的普及活动中，发布了诸多营养的相关信息，但最根本的是，将过度依赖米饭这一偏重主食的饮食结构，通过充实副食的方式，增加了蛋白质、脂质、维生素和矿物质的摄入。该事件在作为通过营养改善保障国民健康这一公共卫生目标的同时，也含有缓和国民对大米的依赖并防止大动乱再发生的政治目的。佐伯博士提出在贫困时通过便宜食品进行营养改善的必要性，认为改善营养与增加劳动力可以促进经济发展，并将此作为《经济营养法》而提倡。

四、战中、战后的营养状态和营养士制度的诞生

对于当时严峻的粮食状况以及国民的低知识水平，佐伯博士认为只以媒体为中介由营养研究者提供信息来改善国民的营养状态非常困难，于是考虑培养营养实践指导者。没办法让医生拿菜刀，让厨师学医也很困难，所以打算创建拥有两者知识的专业人员。

这种状况在全世界大规模出现。进入 20 世纪，因营养学的进步，各种营养缺乏症被发现后，人们了解到改善饮食生活对各种营养缺乏症的预防和治疗有效。开始出现将该成果向人们普及启发的专家。特别是在第一次世界大战时，因粮食不足导致营养失调症问题严重，基于营养学指导饮食改善的专家受到

社会高度评价。因此，当初作为兴趣和志愿的营养改善活动发展为被称为营养士的专职工作。

营养学校的设立

佐伯博士 1924（大正 13）年在私立营养研究所的遗址上设立了日本最初培养营养专业人员的"营养学校"（照片 4）。将一流营养研究者召集为教授团队，因没有教科书，教育内容是实践教学。1926（大正 15）年，第 1 届毕业的 13 人诞生，被称为"营养手"，成为了营养士的先驱（照片 5）。毕业生成为了学校教员、料理研究家、行政机构的营养专门官，在医院、餐饮机构等单位就职，活跃在营养改善的最前线。但是，此时的营养手还没有正式的国家资格。

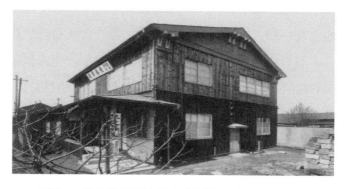

照片 4　佐伯营养学校创立时的样子（1924 年左右）

1945（昭和 20）年，国家在厚生省令第 14 号中制定了《营养士规则》。政府虽然从战前就理解了营养的重要性，但由于

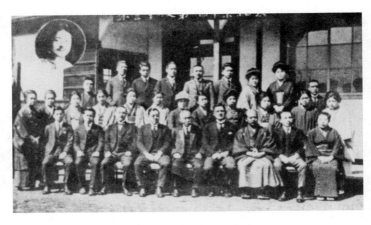

照片 5　佐伯营养学校第 1 届毕业典礼
（大正 15 年 3 月 15 日 东京芝金杉川口町）
圈内　佐伯矩（欧美各国演讲出差中）

战争，营养不良成为严重的社会问题，积极的营养政策变得不可或缺，因此实施了营养士法规制度。在当时社会条件下不可避免地会有一些人饿死，在混乱之中，营养食品和健康法引起质疑，人们对相信什么、吃什么好，开始迷茫。作为制定营养士规则的目的，国家提出了：①国家确定营养士的身份、业务，完全统一对国民营养的指导；②基于粮食状况，对工厂、事业所、粮食提供后的农村等加强营养指导。

日本营养师会的创立

　　对战争时的政府而言，营养改善是国家的重要课题，作为担任其实际职务的专业人员，培养营养士是当务之急。营养士规则中规定，营养士是"使用该名称，以指导国民营养为职业的人"。该年，也就是战争结束当年（1945 年）的 5 月 21 日，由于东京遭受空袭，在不知道何时会出现空袭警报的空隙，在帝国宾馆举办了"大日本营养师会设立总会"。实际上，2009（平成 21）年举行的"日本营养师会创立 50 周年纪念典礼"也是在营养士诞生的圣地"帝国宾馆"举办。战争结束后，因想要办得更隆重，"第 1 届日本营养师会总会"于 1946（昭和 21）年 10 月 21 日和 22 日两天，在宝塚剧场举行（照片 6）。参加典礼的人有：以佐伯矩为首的为设立营养士制度出力的人，来自 GHQ（General Headquarters，联合国军最高司令官总司令部）公共卫生福祉（Public Health Welfare，PHW）的萨姆斯上校（Crawford Sams）以及豪尔上校，来自厚生省（现厚生劳动省）的三木行治课长以及大阪和兵库的知事，活动举办得非常隆重。

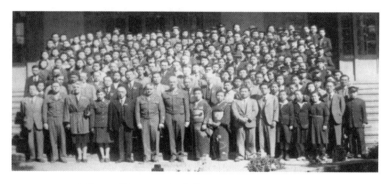

照片 6　第 1 届日本营养师会总会（宝塚剧场）

次年 1947（昭和 22）年，第 245 号法律更改为《营养士法》，自 1948（昭和 23）年 1 月开始施行。"营养士"名副其实地成为了基于法律的国家资格获得者。当时，培训学校有佐伯营养学校、女子营养短期大学、日本女子大学等，以女子短期大学和专门学校为中心的 18 所学校获得认可。

粮食匮乏的战中、战后的营养改善极其困难。诸多营养相关人员果断勇敢地挑战这一难题。这也能从当时作为营养士工作的本田节子的体验记录《为食而生：本的泉社》中窥探一二。她在 1945（昭和 20）年的粮食学校（现粮食学院）学习营养学。在学校的实习中，编制食谱、烹调、装盘等，研究课题是挖山芋、捕小龙虾、蜗牛并开发烹调方法。以节约小麦粉和营养强化为目的，还着手开发了大日本帝国陆军提出的"兴亚建国面包"。这个面包除小麦粉外，还在面团里添加了大豆粉、鱼粉、胡萝卜、菠菜，都是提高营养价值的食材。毕业后本田节子被大分少年飞行兵学校录用为陆军营养手，承担约 1000 人的部队饮食。战争结束那年的 6 月，抱有必死觉悟的特攻兵为感谢每天的饮食而来，说到"明天出发去冲绳"时，她忍不住流泪。

战争结束和营养状态的恶化

战争结束后，没有足够的粮食保障国民全体生命。1945（昭和 20）年 8 月，街道变成烧尽的原野，饥饿的痛苦达到顶峰，黑市横行，为了活下去，很多人向黑市大米出手。大米的销售由政府管制，从黑市购买是违法行为。但是，国民仅靠政府配给无法满足营养需要量，于是很多人向黑市伸出了手。1947（昭和 22）年发生了冲击性事件。东京地方法院的山口良忠法官因守护法律立场的正义感一直拒绝黑市大米，结果饿死了。这件事成为了大新闻。

　　1946（昭和21）年11月，根据来自生活问题研究会发表的资料显示，从配给中得到的1天营养量是1209 kcal，蛋白质32.2 g，来自配给之外的是765 kcal，蛋白质26.9 g，两边合起来终于确保了1天的需求量。也就是说，对平民来说，不违反法律无法活下去。但是政府和GHQ都在守护国家法律和秩序的大义下，强化粮食管理法的管控。比如管控最严的1948（昭和23）年，全国逮捕数是917 324件，逮捕人数达927 301人。粮食难题成为了社会问题，在全国发生了"交出大米"的运动，粮食不足导致的营养状态恶化成为了国家的重要问题。

五、战后复兴和日本的营养改善

营养改善法的策定

　　政府借由报纸、广播努力普及营养知识的同时，在1952（昭和27）年意图将营养士的配备义务化，为了易于实施营养改善，作为议员立法还制定了《营养改善法》。其目的是通过在团体供餐设施里配备营养士，活用有限的粮食，在提供营养均衡优秀的饮食同时，进行彻底的营养教育。利用学校供餐、企业供餐、医院供餐、福利院供餐等向多数人们提供饮食的设施，在改善所提供的饮食内容的同时，也进行营养知识的普及。该业务称为"营养指导"。然后，将作为专业人员的营养士专业性置于"营养指导"的位置。我认为这种将提供饮食和营养教育相结合的日本独特的营养改善方法，放眼世界也是稀有的，至今依旧是很优秀的方法。

营养状况的改善

通过粮食状况的好转和营养士的营养指导，迅速且公平地改善了战后营养不良。日本营养改善的成果可以参考日本营养士会营养指导研究所监修的"战后昭和营养动向——回顾国民营养调查 40 年"。作为这份报告书的基础资料是 1945（昭和 20）年为了获取紧急粮食对策的依据，由 GHQ 下令开始的"国民营养调查"。

"国民营养调查"日后被编写进《营养改善法》，为了把握国民的营养状态，进一步改善营养而作为 PDCA 循环的基本要素。"国民营养调查"在 2003（平成 15）年变为"国民健康·营养调查"，每年实施，成为把握国民营养状况与营养关联的健康状况的基本资料。以该结果为基础寻找问题点，立案解决问题的计划，基于此计划以全国管理营养师、营养士为中心，对国民实施营养指导。实施这种细致营养政策的国家独一无二，可以说这件事成为了"Japan Nutrition"的根基。

营养的战后复兴可分为 4 个过程。

① 战争结束后到 1948（昭和 23）年：战后混乱期，由于极端的粮食不足人们遭受饥饿和营养失调之苦，在城市里陆续出现饿死者的严峻时代。

② 1949—1954（昭和 24—29）年：粮食供应情况逐渐好转时期，1950（昭和 25）年起，学校供餐变成了完全供餐，儿童的营养状况好转。动物性食品、豆类、油脂类的摄取量增加，动物性蛋白质、脂肪、钙、维生素 A 的摄取量显著增加的时代。

③ 昭和 30 年代：如同被称为"消费革命"一般，国民收入上升，依赖大米饮食倾向提高的同时，火腿、香肠、方便面的消费也增长，饮食生活开始西方化、多样化。油脂类、肉、蛋、牛奶、乳制品的消费量也增加，蛋白质、维生素、矿物质的摄取量也增加，国民的营养状况均得到改善的时代。

④ 昭和 40 年代：由于经济快速增长，收入显著上升的时期，除了碳水化合物，所有营养素的摄取量都得到了增加。

⑤ 1957—1988（昭和 50—63）年：大米消费量持续缓慢减少，其他食品类别持平，战后低营养问题被彻底解决，变为比较稳定的营养状态（图 3-1）。

六、营养改善的成果和营养士制度的危机

随着营养改善的推进，营养不良消失，人们不知何时忘却了可以吃到饭的可贵，以及思考营养进食的意义。社会中开始出现不需要营养学、营养士的论调。其根本原因是当时很多人认为"只要经济发展营养问题就能解决"。战争导致的极度贫

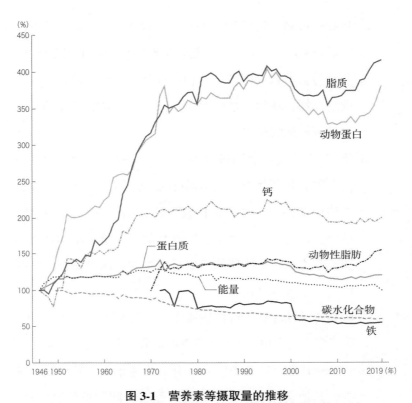

图 3-1　营养素等摄取量的推移

注：以 1946 年的摄取量设定为 100 进行推移（但是，碳水化合物是 1949 年、动物性脂肪是 1970 年、铁是 1972 年的摄取量设定为 100）

困和粮食不足让人们认识到了营养的重要，但战后阶段已经结束，经济也得到发展，因此人们认为"营养问题已经解决"。这对长期受贫困导致受困于饥饿和营养缺乏症的人们来说是理所当然的结论。谁也未曾想到食物充裕，由于营养过剩而困扰于肥胖和生活习惯病的时代会来到。

营养士法废除法案的阻止和日本营养改善学会的成立

1951（昭和 26）年，从地方制度审议会发起了废除营养士法的议论。内容是营养已不应作为国策。日本营养师会以贫困层及地方营养改善还不充分为由，展开阻止废除法案的运动。日本营养师会发起了向政府举起反旗的第一个国民运动。另一方面，通过这件事也有人开始感到不安，认为仅靠《营养士法》这一身份法案，营养士的社会地位不稳固，不能作为明确的职业扎根。从而引起了一个需要有法律依据来保障身份制度的争论。结果，1952（昭和 27）年，以提升国民健康、体力为目的的《营养改善法》公布并施行。营养改善法中记载了由国民营养调查、营养咨询所、都道府县执行的专业营养指导、营养指导员制度、集体供餐设施的营养管理、特殊营养食品、营养声明等。并且，该法律指出了营养改善对国民的必要性，规定必须在集体供餐设施中配备营养士。营养士作为正式职业被名副其实地认可了。另外，"日本营养改善学会"以制定该政策为契机，为学科性研究营养改善的意义及方法，在 1954（昭和 29）年成立。

1957（昭和 32）年，营养士也没预测到的危机再度发生，即在国会上提出的《烹调改善法案》。提案的厨师团队——要求厨师也要像营养士一样——在法律中义务性配备。日本营养士会和佐伯矩以及医生会等都被卷入其中，成立了反对同盟。反对理由是"烹调改善的目的已包含在营养改善法之中，不得有不以营养学作为基础的烹调改善，这也是营养士之外的人无法做到的工作"。最终收集了约 7 万人的反对署名，《烹调改善法案》在最后时刻被废弃，以营养改善为目的的菜谱、烹调相关权限作为营养士的业务得到保证。

营养改善运动向国民运动发展，加上战后复兴，对日本人的营养状况改善做出了很大贡献。能将有限的食材有效活用的营养指导被广大社会接受，营养士的社会评价也逐渐上升。营养士在工厂、事业单位、学校等集体供餐点制作菜谱和指导营养，对全体国民开展演讲会以及利用媒体的营养教育也一度盛行。

饮食生活改善推进员的参与

在地域的营养改善运动中，与营养士一起，作为志愿者积极参与的就是饮食生活改善推进员（Health Mate）。饮食生活改善推进员以各个都道府县的保健所为中心开设"营养教室"，主要以主妇为对象进行烹调实习。营养士不仅在保健所实施讲习会，还与饮食生活改善推进员一起乘坐"厨房车"，即将公交后部改造成能烹调的车，出访街头和农村进行营养指导（照片7）。说起当时日本的状况，劳动环境很差，人们没有时间休假去参加讲习会，参加保健所讲习的人很少。如果街道的人们不肯来，就走向人们的生活场所，在主张居家访问营养指导以及地区统括护理的现在，这种精神也是不能忘记的职业精神。

七、生活习惯病的出现和管理营养师制度的诞生

随着营养指导的推进、农产品的增加，加上经济和物流的

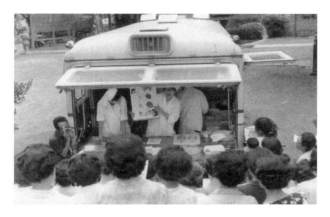

照片 7　厨房车

进一步发展，到 20 世纪 60 年代，粮食不足导致的营养不良问题基本得到解决。但另一方面，饮食欧美化的弊害开始显现，肥胖和成人病（当时如此称呼）这种非传染性慢性疾病（生活习惯病）开始增加。粮食不足导致的营养缺乏症的原因在于食物供应不足、偏食、烹调等，通过农学和家政学的实践可以找到解决方法，但成人病的问题在于个人习惯和代谢障碍，如果临床营养学研究和教育不发展就无法解决。

　　除了通过短期大学和专门学校培养营养士之外，人们开始认识到在大学培养高级营养士的必要性。在 1962（昭和 37）年 4 月的参议院社会劳动委员会上，由营养审议会提案了"管理营养师制度"。审议会记录内提到"一直以来，营养士在集体供餐机构中的业务为食品营养、合理消费、营养效果等，为了应对复杂、困难的情况，在营养士之中也需要经过特殊训练的人或是在培训学校中特别学习过的人，今后，随着社会生活质量的提高，营养指导会越来越复杂，所以有必要设置适合这种业务的以管理营养师为对象的注册制度"。9月，通过营养士法的修订，管理营养师制度被国会批准。营养相关人员希望通过学习生活习惯病的对策获得营养士的高级资格，但在国会上，议论的内容是集体供餐专业人员的培养。1962年4月，国立德岛大学医学部诞生了营养学科。东京大学医学部长儿玉桂三担任德岛大学校长，在医学部里创立营养学科，作为医学教育的一环展开营养学研究、教育。

1963（昭和38）年4月，营养审议会在"关于管理营养师考试、营养士培训设施等基准"的答辩中，向厚生大臣提出了"设置能取得营养学士称号的专业学系、学科"的建议。文部省（现文部科学省）批准了国立德岛大学医学部营养学科中的管理营养师培养课程，将增设费用计入1964（昭和39）年度的政府预算中。

当时审议会的结论内容如下。

1. 新营养学科的想法

在考虑授予营养学士称号的新营养学科基准时，应采用以下方针。

① 为了将该营养学科置于现有学系中，并且能够授予新的学士称号，必须拥有足以作为独立学系的内容。

② 该营养学科是以营养相关学术研究的新综合领域为对象，与现有农学部、家政学部的营养学科在内容上必须

有区别。

③ 该营养学科的教育课程应以培育营养相关学术研究者为主要目的而编制，因此与取得营养管理士资格的课程未必一致，为达后者目的，根据需要准备选修课程即可。

2. 关于营养学部营养学科的特色

新的营养学科将营养相关基础领域的研究、教授作为重点，食物烹调相关内容不是必修内容。

根据以上结果，1965（昭和40）年3月依照文部省令第7号制定大学设置基准，管理营养师制度正式诞生了。

也就是说，管理营养师的培养在设立之初是像欧美那样以大学里的学士教育为基本，以在临床工作的注册营养师制度为目标。但是在那之后，受到一直以来承担营养士培训的家政学和农学的排斥，1967（昭和42）年5月，营养审议会向厚生大臣提交了《关于指定管理营养师学校的问答及意见》（表3-6）。

之后，在许多女子大学的食物营养学科中开始培养管理营养师，"不得已的状态"没有被解决而被搁置。营养问题从营养缺乏转化到营养过剩，对应的管理营养师培养理念在大学经营的风暴中消失。理应成为据点的德岛大学也重视基础研究，不再积极讨论管理营养师的教育、培养、业务的存在方式。结果，管理营养师成为"做复杂、技术难题业务的人"，能解决难题的专家，作为注册制度却被搁置，就此迷失了未来的方向性，直至2000年法律修订为止，度过了40年的岁月。这40年无法确定管理营养师的具体业务，营养师的职责分担也不明确，单单是只提倡改革必要性的时代。

表3-6　关于指定管理营养师学校的问答及意见

《关于指定管理营养师学校的问答及意见》

昭和 42 年 5 月 4 日

致厚生大臣　坊秀雄
　　　营养审议会委员长　　木村忠二郎

　　关于指定管理营养师，最恰当的情况是仅向毕业生指定可称为营养学士的学科，但在现在的状况下，按以下条件指定置于专修食物学学科的学部中的管理营养师培养课程以及在设有专修食物学学科中的管理营养师课程，也可以认可。

疾病营养学研修会的举办和落幕

　　在这种情况下，1971（昭和46）年，召开了日本营养士会主办的"全国疾病营养学研修会"。由著名临床医生编写了作为研修课本的《疾病营养学上下册》（出版社是第一出版）（照片8）。实际上负责策划、编辑的是第三代日本营养师会会长森川规矩。访问他家时看到他在堆积如山的资料中苦战，他也咨询过我好几次。森川会长（照片9）早早注意到欧美的注册营养师（registered dietitian，RD）作为与医生、护士、药剂师相同的医疗职业人员进行培养，他强烈希望日本的管理营养师成为擅长临床的医疗职业。当时，该研修项目与欧美相比也是顶级的内容。全国有志营养士接受讲义，成为引领之后营养师会的先驱者。但是，该研修项目的问题是，在没有确定研修目的、完善研修人员的待遇以及医疗现场业务的情况下实施。结果，没有发展为具体的资格制度，研修项目在1988（昭和63）年就结束了。该研修的讲师全都是医生，营养士掌握了医学生学习的疾病基础知识后就结束了。

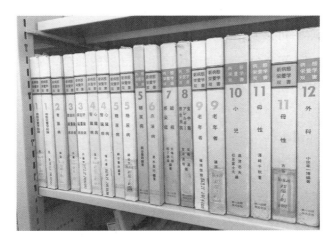

照片8　疾病营养学研修会课本

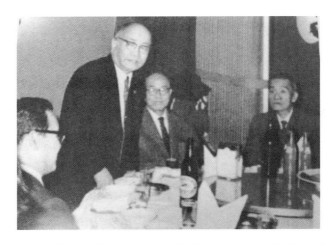

照片9　森川规矩，第三代日本营养师会会长（左数第2位）

研修会本身没有具体制度的进展，但1978（昭和53）年，新设定了针对门诊慢性疾病患者的医生的慢性疾病指导费（50分），以及由管理营养师进行的营养饮食指导加项（5分）。当时，指导费的50日元被揶揄为连咖啡钱都付不起，但也是除医生之外唯一可以获得指导费的项目，管理营养师作为专门技术首次得到认可。之后不再作为医生指导费的加项，而是成为了独立的指导费，也将范围扩大至入院患者和集体指导，在令和2年的现在，单价是初次指导260分，第2次以后面对面200分，使用网络通讯180分。

1982（昭和57）年，再次发生了大事件。作为行政简便化方针的一环，政府开始探讨"营养士法废止案"。营养缺乏症消失，虽然制定了管理营养师制度，但职责不明确，政府认为国家没必要积极实施营养政策。第三次营养士危机到来。日本营养师会带头开展阻止营养士制度废止的运动，向国民募集要求营养士制度废止法案撤回的请愿书，向国会进行抗议游行。反对理由为日本不是没有营养问题，反而由于"过度饮食导致成人病增多，国民的营养问题多样化，营养政策依旧是国家的重要政策"。政府承诺将积极实施非传染性疾病（生活习惯病）的预防，保证其由管理营养师负责。结果，营养士制度废止法案被废案（照片10）。

针对该营养士制度废止法案的国民运动，其中包含营养士是否有必要的根本问题，同时也成为再次认识管理营养师重要性的契机，成为之后发生的"2000年修正法"的导火索。

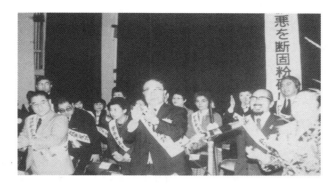

照片 10　阻止营养士制度废止案

八、学校供餐和营养教育

学校供餐历史

1889（明治 22）年，山形县鹤岗的忠爱小学作为贫困儿童的救济措施而开始学校供餐。之后，广岛县、秋田县、岩手县、静冈县、冈山县下的部分地区相继实施。可以说像如今的"儿童食堂"一样，学校供餐的起源从社会必要性中诞生。1914（大正 3）年，佐伯矩感受到其必要性，得到文部省的科学研究奖励金，对附近学校的儿童开展学校供餐。1923（大正 12）年，在文部次官通牒《关于小学儿童卫生》中，学校供餐受到鼓励。1932（昭和 7）年，制定文部省训令《学校供餐临时设施方法》，由国家财政辅助的为救济贫困儿童的学校供餐被推行。1940（昭和 15）年，除了贫困儿童之外，还扩展到营养不良儿童和身体虚弱儿童。1944（昭和 19）年，对 6 大都市的约 200 万小学儿童实施特别供应米、味噌等学校供餐。也就是说，学校供餐从战前就已经作为营养改善运动的一部分被实施。

但是，将学生全员一起吃相同食物的现代学校供餐作为国策实施则是从战后开始。话说回来，据说战后学校供餐的恢复，是从拉拉物资的脱脂奶粉开始，但这个说法未必正确。所谓拉拉物资（Licensed Agencies for Relief in Asia，LARA）由美国联邦政府的救济统管委员会于 1946（昭和 21）年设立，是针对亚洲人的援助团体。1946（昭和 21）年 8 月 30 日，GHQ 出台《拉拉救援物资领取及分配相关备忘录》，厚生省于 9 月 20 日回复了分配相关计划书。其中记载"不拘泥于国籍、宗教、政党、政派，以必要性为基准公平实施"，社会弱势的机构被优先对待。可以得知当时行政官的优秀程度，这个理念让支援物资规模扩大至学校。支援从 1946 年 11 月实施到 1952（昭和 27）年 6 月，换算成重量是 3300 万磅（1 磅 ≈ 453.6 克）。其中粮食 2522 万磅，包含全脂奶粉、脱脂奶粉、白砂糖、婴儿食品、干果、大豆、鸡蛋干、罐头、小麦粉等，都是丰富多彩且营养价值高的食品。

1946 年夏天，国际联合救济复兴委员会的胡佛（Herbert Hoover）来日本向 GHQ 进言，成为学校供餐政策恢复的开端。同年 10 月，GHQ 的萨姆斯大佐劝告政府实施，GHQ 也答应援助。但是，虽然答应援助，但全国上下能给学校供餐用的粮食已所剩无几。因此，利用了旧军队持有的罐头和拉拉物资。

1947（昭和22）年12月，文部省、农林省（现农林水产省）、厚生省共同发出了《希望通过提高学童身体素质和营养教育的见解，扩大施行学校供餐》的次官通知，正式恢复学校供餐。该通知中表明学校供餐应从提高学童身体素质和营养教育的见解来施行，这点作为学校午餐的理念被传承至今。

恢复学校供餐之初，粮食不足，学校硬件设施本身被破坏，所以也没有供餐设施。当初，由于只有咸牛肉、菠菜罐头、番茄酱等军用罐头，有的学校只提供了番茄酱，也存在就着米饭喝番茄酱的情况。拉拉物资开始援助后，供餐内容逐渐好转，但仍无法提供主食，要从家里带来蒸好的番薯和面包。1949（昭和24）年联合国儿童基金会（UNICEF）开始支援，配发了奶粉和小麦粉，完成了现在面包供餐的原型。当时，对接受UNICEF支援的学校和没有受到支援的学校进行比较，报告称受到支援的学校儿童身高体重的增长与对照学校相比，半年内增长了1年的分量。然后，1954（昭和29）年，正式制定了包含从小学到初中的《学校供餐法》（照片11）。

营养教员制度和食育基本法的制定

之后，在好几次缩减和废止的反复议论中，学校供餐经过营养相关人员的努力才有了今天这样的发展，并受到全世界高度评价。其理由是，日本的学校供餐是因拯救儿童饥饿和贫困而开始，将提供饮食置于营养教育的一环，配餐成为活生生的教育媒介（表3-7）。在孩子成长期的6年多的时间里，持续食

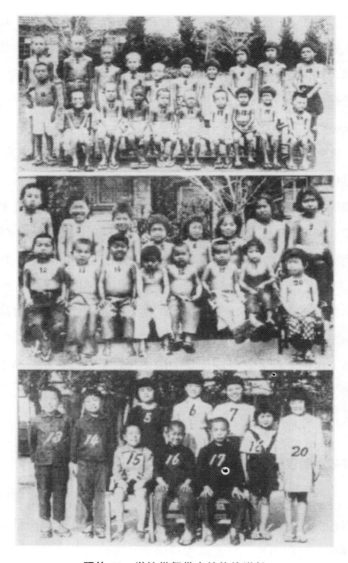

照片 11　学校供餐带来的体格增长

由于学校供餐体格显著增长的儿童

上：开始时，中：4 个月后，下：2 年后（同一个编号是同一个儿童）

用营养平衡的饮食就能切身体会到优质饮食的益处。此外，通过每周向家庭传达"供餐新闻"，以其新闻为话题在餐桌上畅谈营养，不仅能使家庭饮食得到改善，甚至能扩大到地区以至全国。随着经济发展，饮食变得丰富，虽然部分转为欧美化，但日本人的饮食没有完全变为欧美饮食。学校供餐对营养平衡优质的日本饮食的形成起到了作用。这种理念在2005（平成17）年发展为"营养教员制度"。

营养教员为了让儿童和学生健全发育，在2005（平成17）年新设定了教员。教员的职务是在管理学校供餐的同时，将供餐作为鲜活的教材，让孩子们掌握饮食的自我管理能力以及养成良好的饮食习惯。在生活习惯病增多的环境下，有必要强化对孩子的营养教育。对营养士来说，从以前就有作为正式教员积极实施营养教育的强烈想法，长期指导该运动的是全国学校营养士协会的创始人田中信名誉会长。还记得在文部省举办探讨委员会的时候，他说"理解这个制度必要性的人只有中村和我两人，其他委员都在反对"。

日本的学校供餐制度在国外也受到好评，在学校开快餐店、配给市售便当、数学或化学老师制作菜谱的国家也开始出现，但这些不能被称为真正的学校供餐。

表3-7 学校供餐的目标

1	学生通过摄取适当的营养保持、增进健康。
2	加深学生对日常生活中饮食的正确理解，培养其健康饮食习惯的判断力，并养成良好的饮食习惯。
3	丰富学校生活，培养学生开朗的社交性格及协同精神。
4	加深学生对饮食生活是在自然恩惠的基础上成立之事的理解，培养其尊重生命和自然的精神以及保护环境的态度。
5	加深学生对饮食生活是由饮食相关各种人员所支持之事的理解，培养其尊重劳动的态度。
6	加深学生对日本各地区优秀传统饮食文化的理解。
7	引导学生正确理解粮食生产、流通及消费。

参考文献

1) 山崎郁子. 中医营养学, 第一出版, 2003

2) 太田美穂. 食の近代化と栄養学. 近代化と学問, p.117-33, 総合研究センター, 2016

3) 城戸秀倫, 佐々木洋平, 東 純史 他. メタアナリシスによる高木兼寛の実験航海の再検証. 慈恵医大誌 119：279-85, 2004

4) 藤原弘道. 日本栄養学のあゆみ (第二部). 食生活 54 (4)：61-86, 1960

5) 佐伯芳子. 栄養学者佐伯矩, 玄同社, 1986

6) 国民栄養協会編. 栄養士法と栄養改善法. 放出食糧による集団給食. 日本栄養学史, p.252-8, p.213-26, 秀潤社, 1981

7) 大礒敏雄. 栄養随想, 医歯薬出版, 1972

8) 藤沢良知. 栄養士, 管理栄養士は21世紀を支える専門職種. 栄養士・管理栄養士まるごとガイド, p.8-14, フットワーク出版, 2000

9) 原 正俊. 栄養士制度の発展. 栄養改善法から健康増進法へ, 社団法人設立50周年記念誌, p.130-40, 社団法人日本栄養士会, 2009

10) 八鍬志郎. 栄養士制度の推移. 社団法人設立50周年記念誌, p.26-57, 社団法人日本栄養士会, 2009

11) Nehme AE. Nutritional support of the hospitalized patients-the team concept. *JAMA* 243：1906-8, 1980

12) 早野貴文. 栄養士法のルーツと管理栄養士・栄養士の明日. 日本栄養士会雑誌 62：3-11, 2019

13) 中村丁次. 第1回 食事の近代化と栄養. 臨床栄養 134：115-8, 2019

第**4**章　走向人类营养学的变革

一、人类营养学和细谷宪政

当粮食不足和偏重主食导致的营养不良作为主要的社会问题来解决时，日本营养忽略了今后研究、教育以及实践的方向性，也就是说，没有及时对将来的变化进行预测。饮食的简便化、欧美化等导致的过度饮食、肥胖、生活习惯病逐渐成为问题，但大家认为这些是由于运动不足和过度饮食导致的个人生活习惯上的问题，还不至于上升到社会全体要解决的问题。将非传染性慢性疾病特地称为"生活习惯病"，也是暗指"错的是你的生活习惯，不该成为国家的课题"。虽然有专家提出肥胖和生活习惯病的弊害，但从正面研究该课题的学者少之又少。还出现了不需要营养学和营养士专家的观点，营养士资格逐渐被认为在找对象时可以称为一个加分点（让家庭饮食更营养健康）。

在结婚仪式的致辞上经常能听到"同营养士结婚的新郎是能够吃到美味料理而变得健康的幸运儿"。最终从培养营养士的教员中，也开始出现"让所有主妇都取得营养士资格，就能从家庭改善营养"这种放弃专业人员教育职责的论调。低估营养学学科意义和营养士职业价值的根本，是因为大家认为营养问题归根结底还是因为贫困和粮食不足，如果国家富裕自然就会解决了。一直以来，世界的营养问题主要集中在南半球的发展中国家，贫困是最大的原因。

营养问题的多样性

在另一方面，营养问题逐渐成为仅靠单纯的经济问题不能解决的状况。变得富裕之后，过量饮食会引起营养过剩，最终导致肥胖以及糖尿病、心血管疾病等慢性疾病多发，这些情况明显增加医疗费用，甚至影响到国家财政等。并且在富裕的欧美发达国家的病人、老年人甚至年轻女性中也出现了与粮食不足无关的新型低营养问题。特别是20世纪70年代以后，在欧美发达国家中，伤病员的低营养（hospital malnutrition，disease related malnutrition）成为了社会问题。在日本，入住医院或福祉设施的伤病员或老年人中，在营养士提供制作菜谱的情况下也出现了营养不良者。当时，还未构筑通过监控伤病员和老年人的实际用餐量再根据营养状态进行营养护理的系统。我们意识到如果忽视这种状态，手术和药物疗法的治疗效果会降低，护理难度增大，住院天数也会增加，结果就会导致医疗费用和护理费用上涨。

人类营养学的诞生

话说回来，当时我国诸多营养相关人员没有找到应对这种营养问题多样化、复杂性的方法。这时候，如同救世主一般登场的是东京大学教授（当时）细谷宪政。细谷宪政是营养消化、吸收相关基础研究的第一人，但他主张营养研究需要从营养素的入口问题向体内动态扩大，利用血液检查和尿液检查等生化学方法，对人体营养进行综合评估、判定。也就是说，为了人类健康的增进以及疾病的预防、治疗，需要在个体水平、脏器组织水平、细胞水平上查清营养素的体内动态，改善其状态，这可以用"人类营养学（Human Nutrition）"这一综合概念表现。因此，食品和饮食的评价，不应像以往那样单单用所含营养素种类决定，而是应根据改善营养状态的能力决定。也就是说，以粮食不足为原因的营养不良（其风险在食物方面）通过改善食物供给、食品选择、菜谱等可以解决问题，但对于肥胖和生活习惯病，或是伤病员和老年人的营养不良，其原因在人类的消化、吸收、代谢异常，风险在人类方面，所以必须从人类出发考虑营养。

二、致力于人类营养

与细谷宪政老师的相遇

我与细谷宪政老师的首次相遇是 1977（昭和 52）年，在首尔梨花女子大学举办的"Regional Workshop on Nutrition Policy and Supporting Program"。以亚洲为中心的来自各国的 2 ~ 3 名专家，以及美国食品药品管理局（FDA）、世界卫生组织（WHO）、UNICEF 人员参加了此次会议。会议目的是"如何拯救因营养缺乏症而受苦的亚非儿童"，这是我第一次参加正式的研讨会。上午是主题演讲和全体会议，下午是各主题的小组讨论，傍晚到半夜制作报告书，必须完成这些重要的日程，在复杂的讨论和英语压力的风暴中我疲惫不堪，最后还尿血了。此外，回到房间之后，细谷老师每晚都会拿着威士忌过来，然后说"中村，接下来可是人类营养学啊"，然后开始他自己的长篇大论。但是我才疏学浅，当时也不了解日本的营养问题和营养学研究的情况，所以说实话不是很明白。

本来为了人类研究营养学是理所当然的，我认为不用特地说"人类营养学"也可以。但是，过了 10 年左右，我逐渐开始能理解其意义。虽然营养学毫无疑问最终会对保持、增进人类健康，预防、治疗疾病做出贡献，但应将实现方法的重点从食物转移到人类。一直以来的方法是调查饮食、计算营养素等的摄取量，与营养需求量进行比较后找出问题，进行营养指导，但这种方法对于不断出现的饮食不足和营养过剩并存，疾病和老龄等内在因素复杂相关的营养不良问题已经无法应对，需要构筑以人类为起点的新的营养学研究、教育以及实践。以我的理解来看，这就是他的主张。当我谈到理解细谷老师的话用了10 年时，某著名学者说"那还算快的，一般要花 20 年"。

海外研修

为了进一步学习人类营养学，1993—1996（平成5—8）年，细谷老师作为团长，与20～30位有志人士，每年去美国或澳大利亚研修。在俄亥俄大学、斯坦福大学、圣克拉拉谷医疗中心、明尼苏达大学、梅奥医学中心、悉尼大学等地进行参观学习、研修（照片12）。在此次研修中我学到的是，进行营养学研究、教育的地点应在医学部的生物化学或公共卫生学系中，管理营养师的工作场所不是厨房和事务所，而是住院部，同医生、护士、药剂师一样，作为医疗职业进行培养。住院部的管理营养师与其他职业合作进行临床营养的实践和研究，急诊住院部里设立了营养支持小组（Nutrition Support Team，NST）。在研修地每次都会配发像山一样高的资料，讲义内容也凝缩着

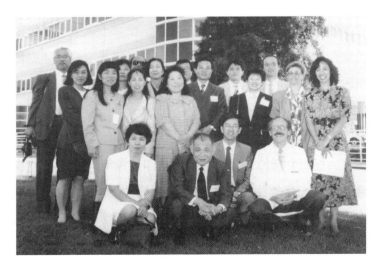

照片12　圣克拉拉谷医疗中心的研修成员（笔者是后排右数第3人）

难题，但新鲜且有冲击性，我和细谷老师两个人大喊"这是日本营养界的黑船来临了"。

从营养素生理需要量到膳食营养素参考摄入量

1997（平成9）年，在蒙特利尔举办的国际营养学会议上，我参加了令人印象深刻的研讨会。美国和加拿大提出了修改当时的"营养需求量"，设定世界共通的"膳食营养素参考摄入量"这一大胆提案。在专题讨论会上对其意义和方法进行了热烈讨论。半年后，细谷老师邀请"美国膳食营养素参考摄入量探讨委员会"的主持人杨博士（Vernon Young）来日本，由少数参加者举行了闭门会议。会议提到，一直以来营养需求量是为了预防营养缺乏症的推荐量，但由于营养过剩问题和来自补充剂的营养素过度摄取问题的出现，制定能适应缺乏症和过剩症的推荐量标准变得非常重要。但是，针对个人或某限定团体来决定合理推荐量标准存在困难，因此提案基于科学证据使用推断统计学，作为展示概率论上能降低缺乏症和过剩症风险的参考值（reference）。也就是现在"日本人的膳食营养素参考摄入量"的原点。

该会议上，杨博士有一句话令人印象深刻："世界上存在诸多营养学者，有各种营养素方面的专家，但是最终没有人能回答出'人类需要吃什么，应该吃多少？'这个综合问题。这是今后营养学研究的重大问题。"

三、发起"21世纪管理营养师等的存在形式研讨会"

当时的日本也和欧美一样，以人类营养学为中心的研究、教育被逐步推广，出现了对该理念存在共鸣的人们，于是诞生了新学会。

1980（昭和55）年，以医生为中心的"日本临床营养学会"诞生。1981（昭和56）年，以实际负责临床营养的医生、管理营养师为中心，以医生和管理营养师合作为基础的"日本临床营养协会"诞生。另一方面，外科领域中也开始了伴随手术治疗的营养补给的相关探讨，1998（平成10）年，以日本静脉、经肠营养研究会为基础设立了"日本肠外肠内营养学会（JSPEN，现日本临床营养代谢学会）"，同年以内科学为中心设立了"日本疾病营养学会"。

临床营养师的必要性

在欧美接受研修的日本医生和管理营养师强烈感受到了制定像欧美那样常驻住院部的临床营养师制度的必要性，于是利用各种机会收集欧美信息，并在日本反复举办以启蒙、启发为目的的研修会。学会举办了欧美营养学者以及临床营养师的招待演讲。以东京和大阪为中心，设立"营养疗法（nutrition therapy，NT）研究会"，以每月一次的频率定期召开学习会。学习会上参考的资料是美国肠外肠内营养学会（American Society for Parenteral and Enteral Nutrition，ASPEN）认定的营养补给专门营养师（Nutrition Support Dietetics）的核心课程，将该课本作为参考（照片 13）。然后，参考该课本，写出了日本第一本人类营养学图书《临床营养管理》（照片 14）。

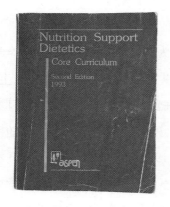

照片 13　美国认定的营养支持专门
营养师课本

Gottschlich MM，Matarese LE，Shronts
EP. Nutrition Support Dietetics Core
Curriculum . Second Edition 1993，
ASPEN，1993.

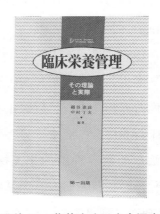

照片 14　营养疗法研究会课本

細谷憲政, 中村丁次編. 臨床栄養管理
その理論と実際、第一出版、1997

以营养疗法（NT）研究会为中心，积极开展与营养评估和营养补给相关的研究、研修，在研究会的议论推进中，得出的结论为由营养士负责烹调、菜谱和一般营养指导，而对于评估患者的营养状态、并基于判定进行营养管理及指导，则应创设专门的临床营养师负责。

1994（平成 6）年 9 月 2 日至 4 日，有志之士聚集在厚生省茜莊的"临床营养师制度相关研讨会"，进行了 3 天的通宵讨论（照片 15）。召集成员包括美国和澳大利亚的海外研修人员、NT 研究会成员、积极参与临床营养活动的人员以及留学美国负责临床营养业务的美国注册营养师（RD）。以细谷老师和我为中心，制定"临床营养师制度"的试行方案发表于《营养日本增刊号 37（12）》（照片 16）。细谷老师对日本临床营养学会理事会提出，作为学会认证的资格制度创设"临床营养师"的希望。但是，理事会上的议论错综复杂，结果没有达成一致被驳回。创立临床营养师的意义和业务内容没有得到多数理事的理解。当时的管理人员是生理生化学、心血管、妇幼、小儿、代谢、外科专业的医生以及农学家，在各个领域中对营养抱有学问上的兴趣。但我想他们没有充分理解培养临床营养饮食疗法专业人员的意义。也有意见认为，日本的营养学研究曾以农学和家政学为中心，临床专业人员的培养不是学会的工作。研讨委员会委员长东海大学校长（时任）五岛雄一郎、细谷老师和我都觉得梦想破灭，失落不已。但是，如今想来，这个挫折

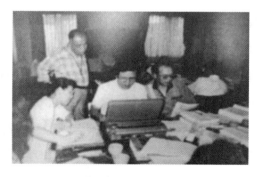

照片 15　研讨临床营养师制度的茜莊会议（1994 年 9 月）

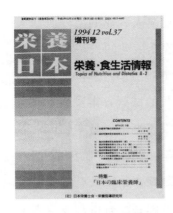

照片 16　刊登临床营养师
制度的《营养日本增刊号》
（37 卷 12 号，1994）

和至今为止的运动毫无疑问推动了 2000 年的法律修订，参加该运动的成员（如临床营养实践协会理事长足立香代子）成为了之后日本的人类营养和临床营养的领导人。

话说回来，在临床营养师制度的议论中，频繁出现的话题是临床上的职责和业务。和以往一样的治疗饮食菜谱和烹调不能被称为临床业务，也没必要特地申请新的资格证书。没有具体业务和职责的研修，像曾经的"全国疾病营养学研修会"一样，遭遇挫折的危险性很高。经过讨论，得到了"基于评估患者营养状态、判定营养管理"这一概念。医院供餐也一样，虽然以前就有营养管理这个词，但在该场合下是指管理菜谱中含有的营养素。所谓新的临床营养管理，是为了让人类营养状态保持良好的营养管理，以改善对象的营养状态为目标，实施饮食疗法、营养补给以及营养教育的业务。这正是人类营养学具体化的体现。

这样考虑之后，我得出结论，今后必须要学习的是评估、判定营养状态的"营养评估"。从 1993（平成 5）年左右开始，我和来自厚生劳动省、国立营养研究所、圣玛丽安娜医科大学医院的几个有志之士凑在一起，召开了自主学习会，解读厚厚的吉普森（Rosalind Gibson）著作 *Principles of Nutritional*

Assessment，也因此打开了从未体验过的新营养世界，直到现在我还记得当初阅读时的兴奋。实际上，这时候的成员也是 2000 年法律修订的功臣。以此书作为参考，我在日本营养士会营养指导研究所的机构杂志《营养、饮食生活情报》上执笔了日本第一个"营养评估"的总论。主张营养状态的评估和判定不能只看营养素等的摄取量，还需要从身体构成、临床检查、自觉他觉症状进行综合性评估。

探讨会的提议

以这样的背景为基础，1997（平成 9）年在厚生劳动省举办了"21 世纪管理营养师等的存在方式探讨会（议长：细谷宪政）"。还记得这时候细谷老师高兴地说道："虽然被学会抛弃，但厚生劳动省似乎能帮忙设立管理营养师。"有诸多领域的代表（表 4-1）参加了这一探讨会，1 年中进行了大范围的讨论，内容总结如下。

"生活习惯病对策已成为国民健康问题的一大课题。为了预防生活习惯病的发病和进展，改善饮食生活非常重要。营养指导要求基于营养评估、判定的高级专门知识、技能，现行管理营养师等主要参与供餐管理，参与基于营养评估、判定对伤病患者进行营养管理的人很少。在欧美，营养师从事慢性病等疾病的预防到治疗，是以人为对象的营养专业人员。以此来看，日本的管理营养师的存在方式也需要进行综合性的重新评估。"

即结论是，在创立临床营养师之前，必须重建陷入无法发挥功能的管理营养师制度，管理营养师应基于人类营养学进行教育、培养，其职责是改善人类的营养状态，其方法是导入管理系统以对人服务。具体来说，是通过对拥有多样且复杂营养状态的对象评估、判定营养状态，计划并实施合理的饮食、营养补给以及营养教育，监测其成果，进行再评估，来导入改善营养状态的营养护理和管理。

表4-1　21世纪管理营养师等的存在方式探讨会名单

（按五十音排序）

	香川芳子	女子营养大学校长
	金田麻里子	多摩利川保健所长、前都厅高龄保健课长
	木元教子	评论家
	小池昭彦	前日本医师会常任理事（第 1 ～ 7 届）
	五岛孜郎	东京农业大学名誉教授
	樱井秀也	日本医师会常任理事（第 8 届之后）
○	尚弘子	广播大学教授、NHK 经营委员、原冲绳县副知事
	清野裕	京都大学医学部教授
	寺本成美	国立长崎中央医院院长
	中坊幸弘	京都府立大学教授
	中村寿美子	饮食记者代表，前日本电视首席制片人
	中村丁次	圣玛丽安娜医科大学横滨市西部医院营养部长
	藤沢良治	实践女子短期大学教授
	藤原满喜子	上越市副市长
◎	细谷宪政	东京大学名誉教授
	松本和兴	东京营养粮食专门学校校长
	水间正澄	昭和大学医疗短期大学理学疗法学科教授
	武藤泰敏	椙山女学园大学教授

（◎ 议长　　○ 代理议长）

四、2000 年法律修订后的改革

在探讨会的审议过程中，讨论了关于如何设定管理营养师制度的框架以及营养士法作为议员立法、如何说服国会议员取得认可等问题，日本营养师会也参与了多次讨论。这次修订得到诸多国会议员、行政官的协助才得以实现，但特别难忘的是厚生劳动省的副大臣根本匠（时任）（2018 年后是厚生劳动大臣）。我向根本匠副大臣咨询过无数次，他将管理营养师的问题点和来自日本营养师会的要求期望论点进行整理后，在 1999（平成 11）年 7 月 16 日，作为"根本笔记"展示给我们。经过向优秀法律专家咨询，认为这样可行。

也就是说，明确管理营养师的业务，从"注册"转为"执照"制度，通过一对一的个人营养指导提高业务效果，以及将诊疗报酬改善为由营养指导科计算。为此，基于人类营养学的教育、培养以及通过国家考试成为了新的必要。这些事项通过当时的《2000 年法律修订》全部得以实现。

1999（平成 11）年 7 月 21 日，各都道府县派出代表团，在东京大仓酒店举办了"营养士法修订总誓师大会"（照片 17）。会场中约有 500 位参加者，在热烈的氛围中，几乎全部国会议员都过来打招呼，对营养士法修订表明决议。

2000（平成 12）年 3 月 15 日，接到"21 世纪管理营养师等的存在方式探讨会"的报告，在第 147 届国会众议院厚生委员会上，讨论营养士法修订案（表4-2），4 月 7 日，在第 147

次通常国会上"营养士法一部分修订、公布 [2002（平成14）年4月1日实施]"被批准。

　　管理营养师从注册制变为执照制，重新审查了考试资格，明确了管理营养师的新定义和业务（表4-3）。一直以来的烹调、制定菜谱和一般营养指导由营养士负责，基于对象人员的营养状态评估、判定的营养管理及指导由管理营养师负责，旨在明确业务。医院或机构里的业务不仅是传统的供餐管理，还进展为通过导管进行营养补给的综合临床营养管理。

　　培养管理营养师的课程也被全面修改，生理学、生化学、解剖学、病理学和临床营养学等医学教育受到重视，现场实习的内容也从对物业务变为更加重视对人业务。

根本笔记

1999 年 7 月 16 日

1．昭和 37（1962）年的管理营养师引入以来
　　营养士执照、管理营养师注册
2．之后，管理营养师的职责和资格取得条件，成为了与执照相匹配的社会实际情况
　　①从团体供餐指导变为一对一且专业化的营养指导。
　　②管理营养师的业务提高了一对一的指导效果。
　　　通过诊疗报酬可以计算经由管理营养师的营养指导费用
　　③必须要通过国家考试才能获取管理营养师资格。
3．解决了业务范围不明确的问题
4．法律文本和实际情况背离，导致社会混乱

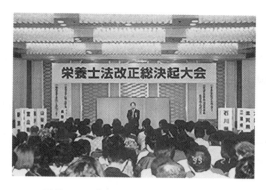

照片 17　营养士法修订总誓师大会

于东京大仓酒店（1999 年 7 月 21 日）

表4-2　营养士法修订案

为预防生活习惯病的发病和进展，改善饮食生活非常重要，重新审视了管理营养师制度。

①将管理营养师置于为伤病患者疗养进行必要营养指导的位置。营养指导需接受主治医生的指导。

②管理营养师的资格从注册制变为执照制。

③重新审视管理营养师的考试资格，旨在管理营养师知识及技能的进一步专业化。

表4-3　管理营养师的定义

所谓管理营养师，是获得厚生劳动大臣给予的执照，以管理营养师的名义，为伤病患者疗养进行必要营养指导的人员。需要根据个人身体状况、营养状态等利用高级专业知识及技术，以保持健康增进为目的的营养指导人员。在对特定多数人群持续提供饮食的机构中，根据使用者身体状况、营养状态、使用情况等需要特别考虑的供餐管理，以及对这些机构在营养改善上进行必要指导的从业人员。

从《营养改善法》到《健康增进法》

2002（平成 14）年，《营养改善法》被废止，制定了《健康增进法》。《健康增进法》以生活习惯病预防对策为中心，包含运动、禁烟、压力管理等，作为综合性保持健康的一环，处理营养问题。在《健康增进法》中制定了营养管理基准，规定在特定供餐机构里配备管理营养师，特定供餐设施以外的机构也需要尽力配置营养士或管理营养师。其中，根据营养士法修改的主旨，叙述了针对对象使用营养评估法来进行营养状态评估和饮食品质管理的重要性（表 4-4）。

表4-4　《健康增进法》实施规则中的营养管理基准

（营养管理的基准）

第 9 条　法第 21 条第 3 项的厚生劳动省令中规定的基准如下。

一　定期把握使用该特定供餐机构提供饮食人群（以下简称"使用人群"）的身体状况、营养状态、生活习惯等（以下简称"身体状况等"），基于这些信息，提供合理热量、可满足营养素量的饮食以及其品质管理，与此同时进行评估。

二　制作饮食菜谱时，除了考虑到使用人群的身体状况等因素外，还要考虑到其日常饮食摄取量、嗜好等。

三　通过在菜单中表示热量、蛋白质、脂质、盐等主要营养成分，对使用人群提供营养相关信息。

四　制作合适的菜单及其他必须账簿，在该机构中留档备案。

五　关于卫生管理，遵照《食品卫生法（昭和 22 年法律第 223 号）》及其他关联法令的规定。

管理营养师业务的变化

通过《2000 年营养士法修订》，医疗、福祉中管理营养师的职责发生了很大的变化。医院或福祉机构中的营养管理从菜谱的营养管理转变为对伤病患者的营养管理。即从调节食物中含有的能量和营养素，转变为针对人类营养状态和健康状态的营养管理。

一直以来，医院餐分为特别治疗餐和一般餐，特别治疗餐是基于医生给出的饮食建议为不同患者分别制作，而一般餐是将入院患者当做一个群体，以其群体特性为基础计算加权平均营养推荐量，制作满足其分量的菜谱，通过群体烹调法提供饮食。此外，在接受治疗饮食的对象中，由于是以疾病治疗为目的的营养基准值，未对患者的营养状态进行评估，而是直接提供饮食。为此，因疾病压力导致营养需求量增加的患者由于食用治疗餐而处于低营养状态。此外，疾病症状或药物副作用导致味觉产生变化，食欲降低的患者还出现了吃不完的情况，营养状态进一步恶化。也就是说，当时的医院及福祉机构中的供餐制度并未起到改善伤病患者和残疾人营养状态的效果。其结果是出现种种营养不良，成为医疗和护理质量降低的诱因。

为了解决此类问题，2005（平成17）年，护理保险中首次承认了管理营养师的"营养护理管理加收"。这个成果在2006（平成18）年的诊疗报酬修改时发展为"营养管理实施加收"。当时，营养管理对所有入院患者都是必要的，也有对所有入院患者实施的计划，但由于管理营养师来不及学习临床营养管理技术，结果根据已实施的对象人员数量给予了报酬。2012（平成24）年，为了对所有入院患者实施，"营养管理实施加收"

被废止，营养管理被纳入住院基本费用的计算清单里。对所有入院患者进行临床营养管理成为了常规项。

此外，关于护理保险的"营养管理加收"，也被残疾人群机构认可。

NST 的成立

2010（平成 22）年，对于急性患者中部分仅靠管理营养师难以进行营养管理的伤病患者，通过多种职务协同工作的"营养支持小组（NST）加收"被批准。小组医疗的概念不单单是营养管理，在褥疮、糖尿病、肾病、癌症等疾病的治疗中也在实施。在保健领域中，从预防生活习惯病的观点出发，对高风险人群进行指导，即在 2008 年代谢综合征对策作为特定健康诊疗、特定保健指导开始实施，管理营养师与医生、保健师一起参与其中。

2000 年法律修订以来，仅仅 10 年间，管理营养师在生活习惯病一级预防的保健领域、二级预防的医疗领域、三级预防的福祉领域，即所有领域中作为专业职业的业务拥有一席之地（图 4-1）。所谓"日本营养（Japan Nutrition）"的品牌设计完成了。基于人类营养学的营养政策而相应展开的"2000 年法律修订"对管理营养师的教育、业务以及社会评价产生了巨大影响，是带领日本营养与欧美先进国比肩的大事业。之后，人类营养学对公共营养学、应用营养学以及营养教育论都产生了影响。

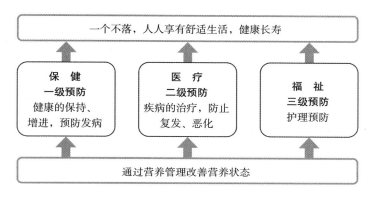

图 4-1　管理营养师的使命

五、营养管理和营养护理流程

通过人类营养学的发展，在临床领域中，营养评估对个体疾病的饮食疗法得到发展，而不再仅仅是药物疗法和外科疗法的辅助。显而易见，伤病患者的营养状态改善能提高药物和外科疗法的治疗效果，抑制疾病恶化和并发症的发生，减少住院天数，甚至可以减少医疗和护理费的增加。一直以来，医院执行的营养管理是医院餐的营养管理，其目的是合理规划管理饮食中含有的营养素，营养管理是供餐管理的一部分。也就是说，未对住院患者个体进行营养状态的评估、判定就提供饮食，这不是改善患者营养状态的营养管理。

NCP 的引入

从 1990 年左右开始，全世界发起了营养状态评估、判定方法、营养支持法以及小组管理意义和方法的讨论，呼吁临床营养管理的必要性。但是，各医疗机构和国家之间的方法不同，导致一直持续着混乱状态。在这种情况下，讨论的内容是营养管理中管理护理的引入。1998 年，美国营养和饮食学院（Academy of Nutrition and Dietetics，AND）（原美国营养师协会）的费兹会长（Polly Fitz）在 Health Services Research 领域里设立了营养管理相关的专业委员会（task force），从 2001年开始了营养管理相关的正式讨论。2003 年，AND 以其成果为基础，正式决定引入营养护理流程（Nutrition Care Process，NCP），在该机构杂志上发表其内容。

NCP 是为了改善人类营养状态的"高质量营养管理系统"，由下述内容构成：①营养评估（Nutrition Assessment）；②营养诊断（Nutrition Diagnosis）；③营养干预（Nutrition Intervention）；④营养监控和评估（Nutrition Monitoring and Evaluation）。

也就是说，从对象人员营养状态的评估、判定开始，制定干预计划并实施，监控其结果再评估后，继续干预的循环。日本也引入了这一方法，作为 2005（平成 17）年修订护理保险里的"营养护理及管理"展开。

国际标准化的提案

AND 于 2005 年提案将 NCP 进一步国际标准化，当年 8 月23 ～ 24 日，在芝加哥 AND 总部召开了"饮食疗法标准化相关国际会议（International Meeting on Standardized Language for Dietetics）"（照片 18）。会议成员有美国、加拿大、以色列、澳大利亚、英国、日本的代表，日本由我代表参加。会议上就医疗制度、医院餐和营养管理的定位、实施方法、教育培养制度以及各国营养状态和营养问题等相关内容进行了热烈的讨论。其中花费了大量时间讨论引入"营养诊断"。

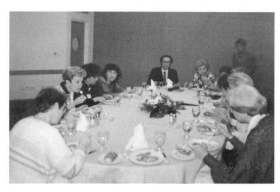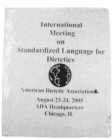

照片 18　饮食疗法标准化相关国际会议成员，2005

出席者
1 澳大利亚 Sandra Capra　2 加拿大 Marsha Sharp
3 以色列 N aorria Trostler　4 日本 中村丁次　5 荷兰 Jose Tiebie
6 英国 Judith Catherwood　7 WHO Randa Jarudi Saadeh
8 NCHS David Berglund　9 国际医疗用语集（SNOMED）Debra Konicek　10 美国

这是因为在多数国家，"诊断"伴随着对治疗的责任，是仅限医生的行为，这一认识根深蒂固，除美国外，各国均强烈认为应慎重推进。我也介绍了日本的现状，无法立刻引入 NCP，约定先发行美国使用的教材翻译版本。结果，作为会议协定，2008 年在横滨举办的国际营养师会议（ICD）上，举办了 NCP

相关研讨会，参加国同意今后以国际营养师联盟（International Confederation of Dietetic Association，ICDA）为轴心，在各自的国家进行 NCP 教育和普及。

六、营养诊断的意义和方法

NCP 是提供高质量营养管理的系统处理方法，是将营养管理方法的框架标准化的产物。至于实施，是根据各个实施对象分别制定，不是对所有的患者和来访人员都实施相同的营养和饮食疗法。必须考虑到患者和来访人员各自的需求和特征，基于科学证据（evidence）实行，其关键就是营养诊断（Nutrition Diagnosis）。

营养诊断的定义

营养诊断是以营养评估为基础，诊断对象的营养状态，也是通过营养干预明确应解决、改善的特定课题。也就是说，营养评估是对食物和营养相关的调查、生化学数据、临床检测和其顺序、身体测量、身体观察、治疗履历等各项目分别评估，而营养诊断则是以营养评估的结果为基础进行综合评估和判定。比如，医生会根据患者的问诊、查体、自觉他觉症状以及临床检查等结果进行综合评估，最终诊断出"XX 病"这一疾病名。营养诊断则是根据标准化的标准，用一句话来表现营养状态。如同疾病有国际诊断标准一样，可以说营养诊断也对营养状态的判定制定了国际标准。如此一来，可以将营养管理在专业职业间的偏差控制在最小限度，听到诊断名称后，瞬间就能理解其状态，客观判断应解决的营养问题。

需要注意的是，营养诊断与医生进行的医疗诊断（Medical Diagnosis）不同。也就是说，营养诊断是对于营养领域中限定的状态和现象进行诊断，前提是通过营养疗法的干预能够获得改善。例如，"蛋白质及能量营养不良症"或"脚气病"是医生做出的疾病诊断。但营养诊断是营养状态的诊断，存在能量和蛋白质或维生素 B_1 摄取不足状态，如果增加营养素摄取量就能改善营养状态的话，营养诊断就会得出"能量及蛋白质不足状态"或"维生素 B_1 不足状态"的结果。

AND 提出了多达 70 种的营养诊断标准（表 4-5），该诊断标准由以下 3 个项目构成。

① 摄取量：食物或营养素与实际需求量或推测需求量相比，存在过剩或过少摄取的状态。

② 临床营养：与病症或身体状态相关的营养问题。

③ 行为和生活环境：诊断对象的知识、态度、观念、外环境、食物接触、食品的安全性问题。

表4-5　营养诊断标准

摄取量	NI（Nutrition Intake）	有 NI-1 ～ 5，细分为能量、水分、营养素等
临床营养	NC（Nutrition Clinical）	有 NC-1 ～ 3，细分为功能性、生物化学、体重
行为和生活环境	NB（Nutrition Behavioral/Environmental）	有 NB-1 ～ 3，细分为知识和观念、身体活动和功能、饮食安全和获取
其他营养	NO（Nutrition Others）	只有 NO-1.1，现阶段没有营养问题

七、营养诊断的描述和开展营养干预、监测

PES 和营养诊断

营养诊断是以标准化 PES 方法描述（表 4-6）。PES 的 P（Problem or Nutrition Diagnosis Label）是问题和营养诊断的表示，是患者和来访人员应改善的内容，E（Etiology）是让营养状态恶化的原因和诱因，S（Sign/Symptoms）是诊断对象的症状或征兆，是引导营养诊断的评估数据。营养评估包含在 S 中，经由综合评估这些项目进行营养诊断。因此，营养诊断描述为"基于 S 的依据，可以诊断为以 E 为原因和关联的 P"。如此表现的话，医疗相关人员可以同时理解营养诊断的依据和让营养状态恶化的要素，可以得知营养管理上最重要的营养障碍，能实施高度优先的营养管理。

表4-6　Nutrition Diagnosis：营养诊断的描述

PES 中营养诊断的描述
　（P）Problem or Nutrition Diagnosis Label
　　　表示问题点及营养诊断
　　　患者或来访人员的营养状态中应改善的内容
　（E）Etiology
　　　原因 / 关联危险因子
　　　→ 营养干预（计划和实施）
　（S）Sign/Symptoms
　　　诊断对象的症状或征兆，为进行营养诊断的评估数据
　　　→营养监控和评估
记载方法："基于 S 的依据，可以诊断为以 E 为原因和关联的 P"

　　　例如，对于减少摄取量而变瘦的患者，通过营养评估可以了解"4 周内摄取量较少，体重减少了 5 kg"这一征兆为 S。但是，这样还无法得知"是什么原因导致摄取量减少"，也就是说无法制定干预计划。这时推进患者的问诊和观察，得知是由于不合适的义齿和便秘导致食欲降低，从而减少摄取量。在PES 描述方法中，S 是营养评估，E 是其原因或诱因，P 是营养诊断名，描述内容如下。

　　　营养诊断名可以描述为"NI-2.1 经口摄取量不足"，用PES 描述为"从 4 周内摄取量平均减少 3 成、体重降低 5 kg 来看（S），是由于不合适的义齿和便秘而造成的食欲降低所导致（E）的经口摄取量不足（P）"。

营养干预

在接下来的营养干预过程中，为了解决 E 问题，应制定在饮食和营养补给上如何进行修正、改善的营养计划。营养计划中有治疗计划（therapeutic plan）和教育计划（educational plan），需要配合诊断对象的状态和需求制定合理的营养干预计划（表 4-7）。营养计划由食物和营养供给、营养教育、营养咨询、营养护理的调整四部分构成。

表4-7　制定营养干预计划的注意事项

1	确定干预的优先顺序。
2	参考基于科学依据的指导书。
3	设定期望的干预成果。
4	同诊断对象和护理人员沟通。
5	明确营养干预计划和方针。
6	明确需要护理的时间和频率。
7	确认需要的工具。

监控和再评估

在最后的监控和再评估过程中，应评估营养诊断的依据 S 是否得到改善。也就是说，用营养评估来评估症状、征兆或检查项目，通过营养干预判定这些有何种程度的变化。在这种情况下，最重要的一点是将诊断对象的改善状态数值化。监控项目得到改善时，营养治疗按计划实施，可评估为造成营养状态恶化的原因或要素正在改善。但是，没有改善的情况下，需再次探讨为何没有改善，回到最初的过程，进行再评估。这种情况下，如果作为营养诊断依据的营养评估得到改善，但原因没有改善的话，说明营养干预的治疗计划不合理，需要考虑更改计划。这样通过循环管理逐渐改善营养状态的过程被称为临床营养管理办法。

八、细谷宪政最后的留言

自 2000 年法律修订后，2016（平成 28）年 4 月由日本临床营养学会举办了"思考临床营养学实践活动未来的研修会"。以研修会为先锋，细谷宪政进行了特别演讲（照片 19）。为了避免对腿造成负担，他坐在椅子上，我在旁边操作 PPT。演讲中他极力主张"日本的临床营养学研究和实践在国际上是落后的，还远远没有追上发达国家，相关人员必须要更加努力"。

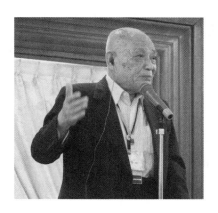

照片 19　细谷宪政最后的演讲

让人惊讶的是，在演讲后半段，他突然站起来把身子探出去，就这样演讲号召站到最后。参加者被他的气势折服，全员瞠目结舌，会场一瞬间被静寂包围，连一个提问者和陈述意见者都没有。

在该演讲4个月后，细谷宪政突然离开了人世。现在想来，该演讲是不断呼吁"将营养带回给人类"的细谷宪政竭尽生命所发出的最终留言。20世纪后半叶，若没有出现细谷宪政这一非凡的营养学者，日本营养界肯定会如同泥船一样沉默。细谷宪政在世期间，每周都会听到他对国家、政府、学会、日本营养士会以及个人或团体的批判或不满。

现在想想，我认为这是改革极其困难的象征，实际上改革可能还没有完成。

日本经由明治维新成功近代化的原因之一是诞生了提倡新时代必要性的吉田松阴，为了实现其想法，高杉晋作打破旧时代，伊藤博文创造新时代。思想家与时代的破坏者和创造者一同在"松下村塾"学习，报有相同的志向。在"2000年营养改革"中，细谷宪政毫无疑问扮演了吉田松阴的角色，我认为实现其想法的新时代可能还在创造的过程中。

与细谷宪政老师一起开始施行营养改革的时代不同，现今社会对营养的评价已高到与当时不能相比的地步，对营养的学科评价、研究和教育环境以及作为专业人员的职责也一路改善过来。但是，不能忘记的是，如今这种状况是由诸多先辈们度过无数个不眠之夜，不断废寝忘食才铸就而成。不了解历史就无法预见现在的问题，也无法开辟走向未来的道路。

参考文献

1) Gibson RS. Principles of Nutritional Assessment, Oxford University Press, Oxford, 1990

2) 中村丁次．栄養状態の評価－Nutritional Assessment．栄養・食生活情報 **6** (1)：7-26, 1992

3) Gottschlich MM, Matarese LE, Shronts EP. Nutrition Support Dietetics Core Curriculum, Second Edition, ASPEN, 1993

4) 細谷憲政, 中村丁次編．臨床栄養管理 その理論と実際, 第一出版, 1997

5) Lance K, Pritchtt E. Nutrition Care Process and Model：ADA adopts road map to quality care and outcomes, management. *J Am Diet Assoc* **103** (8)：1061-72, 2003

6) Documents of International Meeting on Standardized Language for Dietetics, August 23-24, 2005, American Dietetic Association, 2005 Chikago

7) 中村丁次．栄養管理の国際的標準化と栄養診断の導入．臨床栄養 **11** (1)：89-91, 2006

8) Nakamura T, *et al.* Provide Dietitians the Key Elements Needed to Implement Evidence-Based Dietetics Practice in their Practice, Workshop, Abstract Book of 15th International Congress of Dietetics 2008

9) 細谷憲政．人間栄養学の必要性―評価の観点から―．日栄・食糧会誌 **63** (6)：287-97, 2010

10) 日本栄養士会監訳/木戸康博, 中村丁次, 小松龍史編．栄養診断．国際標準化のための栄養ケアプロセス用語マニュアル, p.197-337, 第一出版, 2012

11) 細谷憲政．臨床栄養．臨床栄養序論/中村丁次編．チーム医療に必要な人間栄養の取り組み, p.2-28, 第一出版, 2012

12) 日本栄養士会監修/木戸康博, 中村丁次, 小松龍史編．栄養管理プロセス, 第一出版, 2018

13) 鈴木道子/橋本鉱市編．第九章 管理栄養士―養成システムの二重構造, 専門職養成の日本的構造, p.165-183, 玉川大学出版部, 2009

第**5**章 团队医疗和职业间合作教育

一、团队医疗的诞生和发展

进入 20 世纪后半叶，未来医疗的存在方式开始受到争议，"团队医疗"成为热门话题。我也在医学或医疗相关学会上作为研讨会参与者被要求发言。那时候，讨论内容是各个职业的介绍和团队的必要性以及业务职责分担，也就是团队成立时争夺地位。当时，建立团队的意义和必然性以及团队的合理组建方式等没有被讨论。各个职业的业务、制度、培养还不成熟，在确立自己的专业性上就已竭尽全力了。各个培养课程里也教导学生自身职业才是医疗中不可或缺的部分，自我发展才会有益于日本的医疗。也就是说，多年间反复呈现了只有在讨论中才会出现的"理想团队医疗"情况。

欧美的团队医疗和职业间合作业务的诞生

在欧美，早早就实施了团队医疗。其理由不是日本所议论的"理想团队医疗"，而是从风险管理的观点出发，由于必要性所迫而诞生的方法论。20世纪90年代，在美国因医疗事故死亡的人数一年达44 000 ~ 98 000人，其成本一年高达170亿~290亿美元。1998年，作为其对策建立了大总统咨询委员会。委员会得出的结论是医疗事故的原因不是各职业的专业知识或技术不成熟，而是"职业间的沟通不足"。为了避免医疗事故的发生，应改善多种职业相关的团队合作。

1998年在英国，布里斯托儿科医院的手术室报道出手术中儿童死亡案例异常之多。政府暗中成立调查委员会，于2001年发布报告书。委员会得出的结论是，死亡案例多的原因和参与手术的医生技术拙劣无关，而是成员之间的沟通不足或团队合作不足以及没有领导人所致。

如此一来，为了对应高度进步的医疗技术和患者的多样化需求，诞生了多种医疗专业应一同合作的理念，团队医疗或团队护理被称为职业间合作业务（Interprofessional Work，IPW），20世纪90年代，OECD各国对其必要性和方法进行了热烈讨论。在讨论中，不仅谈到如何防止上述医疗事故的发生，还讨论了医生不足的解决方法。也就是说，在不触及医生法的范围内，重新审视非医生也能完成的业务，探讨推进医生和其他从事医疗人员的职责分担。这种行为被称为skill mix（技能协同工作）。skill mix不只是职业分担，还包括医疗团队内的权限和责任转让。之后讨论发展到资质、能力各不相同的成员在团队内部的混合方式，职业间的权限转让、代替以及新职能的设立等。

日本团队医疗的推进

在日本，厚生劳动省在 2009（平成 21）年 8 月召开了"团队医疗推进相关研讨会"。虽然所有的医疗行为是"在医生的指示下"进行，但通过扩大其他医疗从业者的判断权，将减轻医生的业务负担，提高医疗品质设定为目标。2010（平成 22）年 3 月整合了报告书。其中，团队医疗被定义为"从事医疗的多种多样的医疗成员，以各自的高度专业性为前提，共享目的和信息，在分担业务的同时互相合作和补充，针对患者状况提供切实对应的医疗"。团队医疗带来的具体收益有以下 3 点。

① 疾病的早期发现，促进恢复，重症预防，生活品质的提高；

② 通过提高医疗效率减轻医疗从业者的负担；

③ 通过医疗标准化和组织化提高医疗安全。

为了推进团队医疗，应将以下 3 点作为基础。a. 提高各医疗成员的专业程度；b. 扩大各医疗成员的职责范围；c. 推进医疗成员间的合作、补充。

经历此研讨会，2010 年 4 月，厚生劳动省为了明确营养领域中管理营养师的职责，颁布了《关于通过医疗成员协作、合作推进团队医疗》的局长通告（表 5-1）。该通告中，作为管理营养师的义务，明确描述"接受医生全面指导，决定或变更一般饮食的内容和形式，建议特别治疗饮食，判断营养指导的合理实施时期，提案经肠营养剂的种类选择或变更"等。也就是说，管理营养师可以积极参与团队医疗。

表5-1　关于通过医疗成员协作、合作推进团队医疗

（平成22年4月30日厚生劳动省医政局长通知）

（3）管理营养师

近年，随着患者老龄化和生活习惯病患者的增加，从改善、维持患者营养状态、防止免疫力降低、提高治疗效果及QOL等的推进观点来看，作为对患者的营养管理和营养指导或营养状态评估、判定等的专家，在医疗现场可履行的职责很大。

关于以下列举的业务，从现行制度下管理营养师即可实施的观点来看，希望积极活用管理营养师。

① 关于一般饮食（常用饮食），在接受医生全面指导的前提下，决定或变更其饮食内容和形态。

② 关于特别治疗饮食，向医生建议其饮食内容和形态（包括建议饮食内容等的变更）。

③ 关于对患者的营养指导，接受医生的全面指导（明示关键路径），判断合理的实施时期，并实施。

④ 在实施经肠营养疗法之际，向医生建议经肠营养剂的种类选择和变更等。

再次重申，团队医疗是医疗中的职业间合作业务（IPW）。近年，其理念不仅在医疗领域，还扩大到保健和福祉领域，IPW的意义和方法被踊跃讨论。2008（平成20）年，以新潟医疗福祉大学的高桥荣明原校长为中心设立了"日本保健医疗福祉合作教育学会"。

为了推进IPW，从沟通、信息共享、团队管理3个角度进行探讨。已经明确，为了实施优秀的IPW，有几个条件是必要的。即推荐经常在团队内发言，创造各自的侧重点和要领，以及各个职业独特性被认可的状况。此外，认识自己的界限，积极参考来自其他职业或外部的意见，认可尊敬其他职业（表5-2）。

表5-2　优秀的职业间合作业务（IPW）的条件

1	鼓励互相阐述不同的意见，能坦率表明各自的侧重点和要领。
2	认可各个职业的独特性。
3	构成成员认识各个专业及团队的界限。
4	保持参考来自其他职业和外部意见的态度。
5	不要因个人或团队方便随意解释事项。
6	认可并尊敬其他职业的专业性。
7	考虑团队决定带来的伦理和道德的后果。

战后，虽然培养了诸多医疗专业职业，但没有议论过与其他职业的合作。也就是说，其他职业持有何种理念、如何培养、持有何种知识和技术，都是不清楚的。因为不清楚其他职业，才会产生对职业的过度"拘泥"，也是让事态"僵化"的原因。

医疗中明显的专业分化导致丧失患者的整体性，成为"看了疾病，但没看患者"的状态，还有根据自己的职业随意解释事项的危险性。但是，在人们的价值观和生活观多样化的进程中，患者所期望的医疗越来越高度化和多样化，为此专业性的医疗人员合作互补变得不可或缺。

二、职业间合作业务和营养

NST 和中心静脉营养法

在营养领域中，职业间合作业务（IPW）被积极讨论，甚至可以说营养担任了团队医疗的先锋职位。营养支持团队（NST）的诞生就是具体事例。

NST 是实施营养补给的职业间合作的专业团队，哈佛大学医学部的达德里克（Stanley Dudrick）博士在 1968 年开发了使用导管的中心静脉营养补给法（Total Parenteral Nutrition，TPN），NST 是为了实践、普及该方法而创设。当时，这种革新的营养补给法仅靠医生无法实施，相关的注册营养师、护士、药剂师等的参与不可或缺。1973 年，在美国的波士顿医院诞生了第一个正式 NST。这时候，营养评估也经由布兰克波恩（George Blackburn）博士实现体系化，1975 年设立了以医生、注册营养师、护士、药剂师为会员的美国肠外肠内营养学会（American Society for Parenteral and Enteral Nutrition，ASPEN）。也可以说，营养领域为了营养补给法革新技术的实践和运用，组成了先驱医疗团队。

在美国，1990 年左右，在急诊医院里诞生了 NST，营养评估和营养补给法的决定和管理由团队来执行。比如 NST 成立后，会有对中心静脉营养的需求，但实际实施仅有半数。原因为团队实施详细的营养评估导致过度使用中心静脉营养的情况减少。此外，不合理的营养剂使用、导管败血症以及血糖或电解质异常也显著减少（表5-3）。

表5-3　NST创立导致营养管理品质变化

项目	1990 年		NST 以后 1992—1993 年	
	n	*%*	*n*	*%*
来自负责医生的 TPN 期望			208	
接受 TPN 的患者	77		122	59.0
不合理的营养剂	19	24.7	1	0.8*
导管败血症	8	10.0	7	5.7
高、低血糖	19	24.7	6	4.9*
高、低钾血症	3	3.9	0	0
高、低钠血症	15	19.5	0	0*
高、低磷血症	9	11.7	0	0*
高、低镁血症	5	6.5	0	0*

* ＜ 0.001

资料：Flsher GG，Opper FH. J Am Diet Assoc 96（2）：176-8，1996

JSPEN 的成立

在日本，1970（昭和45）年成立了完全静脉营养研究会，1985（昭和60）年成立了日本肠外肠内营养研究会，1998（平成10）年，以高知大学的小越章平原副校长为中心正式成立了日本肠外肠内营养学会*（Japanese Society for Parenteral and Enteral Nutrition，JSPEN）。在日本设立像欧美一样的 NST 运营母体落后了 25 年以上。虽然有日本医疗整体对营养关注较少的原因，但我认为是因为必须承担其核心职责的管理营养师的培养改革太迟所致。也就是说，将管理营养师从供餐业务中解放耗费了太多时间。

* 2020 年 1 月起，一般社团法人日本肠外肠内营养学会更名为一般社团法人日本临床营养代谢学会。英文为 Japanese Society for Clinical Nutrition and Metabolism，因为本法人的理念是 Justice，Science，Practice and Education for Nutrition，取首字母称为 JSPEN。

三、职业间合作教育和神奈川县立保健福祉大学的挑战

职业间合作教育的重要性

在日本，在推进职业间合作业务（IPW）上，存在根本性的问题，那就是没有以其为目的的教育，即没有进行职业间合作教育（Interprofessional Education，IPE）。WHO 于 2010 年发表了"Framework for action on interprofessional education and collaborative practice（为职业间合作教育和合作实践的行动纲要）"，推荐多职业合作教育（图 5-1）。在该纲要中，在提高各自专业相关能力的同时，还需提高职业的共通能力，以及职业可合作的能力。

特别是在步入老龄化社会的日本，在老年人护理向地区、居家医疗的转移、医疗费、护理费控制等问题发生的情况下，职业间合作成为了必不可少的课题，但其教育、研究却显著落后。近年来，IPE 相关的讨论变得活跃，提出了几个胜任力模

型，一般由 4 个领域（domain）构成（图 5-2）。

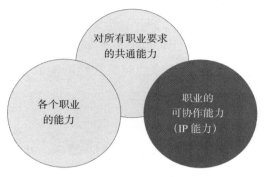

即使凑齐职业也无法开展职业间合作业务(IPW)
职业间合作教育（IPE）是必需的

对所有职业要求
的共通能力

各个职业
的能力

职业的
可协作能力
（IP 能力）

Interprofessional（职业间合作）与
Multiprofessional（多职业协作）不同，
是指职业间的相互作用。

图 5-1　职业间合作教育的提倡（WHO）

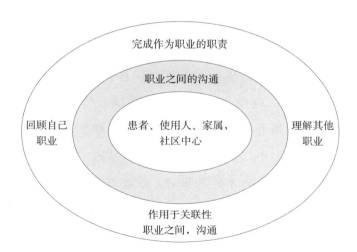

完成作为职业的职责

职业之间的沟通

患者、使用人、家属，
社区中心

回顾自己
职业

理解其他
职业

作用于关联性
职业之间，沟通

图 5-2　作为协同合作能力的职业间合作胜任力模型

其内容说明如下。

1．完成作为职业的职责（Role Contribution）

各个职业互相理解对方的职责，活用对方的知识、技术，完成自身职业的职责。

2．作用于关联性（Facilitation Relationship）

能够支援、调整多个职业间关联性的构成、维持、发展。合理应对偶尔发生的职业间纠纷。

3．回顾自己职业（Reflection）

能够回顾自己职业的思考、行为、感情、价值观，更深刻理解与多个职业合作协同工作的经验，活用于合作协同工作。

4．理解其他职业（Understanding for Others）

能理解其他职业的思考、行为、感情、价值观，活用于合作协同工作。

神奈川县立保健福祉大学的教育

神奈川县立保健福祉大学拥有护理、营养、社会福祉、康复四门学科，自设立之初就以多领域合作教育、研究为基础进行职业培养。学校教育学生，在现在复杂多样化的保健、医疗、福祉中，仅靠一个职业无法解决问题，通过多职业合作发挥综合能力才是必要的。通过讲义、演习、实习来教授合作的意义和方法，对于多领域合作的研究分配特别研究经费，尝试从过往大学可见的专业分化向合作协同工作的方向变革。

课程上，在进行各专业职业教育的同时，第1学年设置作为象征科目的课堂教学"人类服务Ⅰ"，讲述从各个学科到人类服务的理念和必要性。此外，在第1学年和第2学年实施保健医疗福祉论课程，第3学年接受地区保健医疗福祉论课程，第4学年接受"人类服务Ⅱ"课程（表5-4）。

表5-4 神奈川县立保健福祉大学的IPE相关课程

1年级	2年级	3年级	4年级
代表科目			
人类服务Ⅰ			人类服务Ⅱ
人类综合教育科目			
人际关系及沟通 人权、性别等			
合作实践教育科目			
保健医疗福祉论Ⅰ	保健医疗福祉论Ⅱ 心理咨询论	地区保健医疗 福祉合作论	人类服务 综合演习
专业创新教育科目			
各种专业科目 毕业研究			

在"保健医疗福祉论"中，面对支持保健医疗福祉的制度和活动，要学习其基础概念和各职业的活动，尤其是学习以使用者为中心的合作意义和必要性。并且，学习护理学、营养学、社会福祉学、康复学的概念、历史、对象、领域，在理解各职业现状、问题的基础上，学习合作的方式。此外，亲自访问医

院或社会福祉机构，从保健医疗福祉的实践和使用者身上学习其实际情况。"人类服务Ⅱ"站在大学里至今为止学到的各个专业内容的立场上，在第4学年后期，采用案例进行模拟案例研讨会。也就是说，其目的是毕业后，在实践场所站在"人类服务"的角度，通过团队护理掌握对人实施支援和援助的实践能力。具体通过以下方法进行。

① 向来自4个学科的学生混合团队分别展示病例、案例。

② 各团队中，学生从各自专业立场进行综合评估。

③ 各团队同心协力制定支援计划。

①～③的步骤以演习形式进行。

此外，发生需要预习或复习等场景，随时就学习内容及方法等进行指示。

④在全体发表会上，各学科长、学部长、校长进行总体评价。

如上所述，我们的大学在实验性地实施合作教育，在此阶段最终成果还不明确。但在开设10周年之际对本大学毕业生实施了问卷调查，其结果显示，"在大学里学到的东西"首位是"职业间合作的相关意识"，对于"有用的能力"这一问题，答案是"意识到职业间合作的能力"（表5-5）。

表5-5　神奈川县立保健福祉大学毕业生的问卷调查结果

（平成 23 年度　第 6 届学生）

一、在大学里学到的东西

　　1．职业间合作的相关意识　　　　　　　　72.7%

　　2．学科专业性　　　　　　　　　　　　　63.6%

　　3．沟通能力　　　　　　　　　　　　　　43.2%

　　4．人类服务的理念　　　　　　　　　　　34.1%

　　5．对团队合作的贡献能力　　　　　　　　29.5%

　　6．发现课题、解决能力　　　　　　　　　27.3%

二、有用的能力

　　1．意识到职业间合作的能力　　　　　　　61.9%

　　2．专业的知识、技术　　　　　　　　　　59.5%

　　3．对团队合作的贡献能力　　　　　　　　40.5%

　　4．沟通能力　　　　　　　　　　　　　　35.7%

　　5．发现课题、解决能力　　　　　　　　　23.8%

　　6．实践人类服务的能力　　　　　　　　　21.4%

　　近年来，诸多医疗、福祉相关人员以及教育者开始提出团队医疗、护理的理想状态。这种医疗及护理如果实现了就没有问题，但也听到大学毕业生说"实习现场还没有形成团队医疗""教育的理想和现实有偏差"。最近，我认为 IPW、IPE 成功关键是将与其他领域联手的"成长空间"当做"缓冲区"来对待。若不在自己范围内留出接受其他领域的"缓冲区"，重叠部分会被解释为侵入或侵略，领域内业务存在引发出争端的危险性。"缓冲区"不是向其他领域伸手，扩大自己的领域，而是应争取通过互相联手，提升各自领域的质量。为此，我认为让合作业务成功最重要的是不要无视、轻蔑其他领域，而是尊重、尊敬其他职业。因此，如果职业间合作（IPW）在团队衍生出新成果被评价的同时，各自专业性没有得到进步，那也是没有意义的。

无论对象人员置于何种状况，营养作为生命和健康的基础是必不可少的存在，与其他领域的关联性也很强。例如，为实施各种营养补给，必须同医生、护士、药剂师协同工作。此外，只靠营养素的补给不可能维持具有生活品质（QOL，Quality of Life）的舒适生活。因此为了改善咀嚼、吞咽，能享用美味食物，必须与口腔医生合作，为了改善饮食疗法或饮食生活，也必须与理学疗法士或作业疗法士以及保健师、社会福祉士等合作。作为饮食疗法入门的食欲和味觉的改善，与疾病、药物、环境、精神状态、护理状态等多种复杂要素有关，因此团队医疗和护理必不可少，仅靠管理营养师改善营养状态是不可能的。

20世纪，各个职业充实了专业教育并发展起来。但是，到21世纪，在保健、医疗、护理高速发展的情况下，却产生了各个职业无论多努力也无法解决的问题。在这种情况下，接受来自其他职业的支援，实施职业间协同工作，就能跨越无法跨越的壁垒。

现在，包括合作教育，各个职业教育进入了巨大的变革期。当然，管理营养师、营养士也不例外。2012（平成24）年，以国立营养研究所所长田中平三原为中心，设立了"日本营养学教育学会"。许多人加入了学会，衷心期望今后营养学和管理营养师、营养士培养方式的研究越来越好。

参考文献

1) Nehme AE. Nutritional support of the hospitalized patients — the team concept. *JAMA* **243** : 1906-8, 1980

2) Fisher GG, Opper FH. An interdisciplinary nutrition support team improves quality of care in a teaching hospital. *J Am Diet Assoc* **96** (2) : 176-8, 1996

3) 細谷憲政，中村丁次，足立香代子．サプリメント，「健康・栄養食品」と栄養管理，チーム医療，2001

4) 厚生労働省．チーム医療の推進に関する検討会 報告書，平成22年，2010

5) 中村丁次．第1章3チーム医療．チーム医療に必要な人間栄養の取り組み，p.29-31，第一出版，2012

6) 外山健二/中村丁次編．第5章 栄養サポートチーム．チーム医療に必要な人間栄養の取り組み，p.296-302，第一出版，2012

7) 大塚真理子．第4章「食べる」ことを支える専門職連携実践．「食べる」ことを支えるケアとIPW－保健・医療・福祉におけるコミュニケーションと専門職連携－，p.27-32，建帛社，2012

第 6 章　安全舒适的患者膳食

一、医院供餐的历史

　　明治维新以后，医学和医疗的近代化对医院饮食也产生了影响。受到英美医学和德国医学的影响，以近代营养学为基础的患者饮食的存在方式逐渐受到重视。1888（明治 21）年，顺天堂医院的平野千代吉首先引入了西式的患者饮食，为了配合日本人的饮食出版了《食饵疗法新论》。此外，福泽谕吉迎来北里柴三郎创立了庆应义塾大学医院，1926（大正 15）年，开设了"食养研究所"。在食养研究所开始了患者饮食的正式研究，形成治疗饮食这一概念，其研究成果逐步应用在入院患者的饮食中。

　　但是，虽然是针对入院患者的医院供餐，战后美国的指导对正式制度化的贡献很大。1947（昭和 22）年，GHQ 调查当时的医院，向政府指出日本医疗改善的必要性。在此背景下，次年制定了成为医疗宪法的《医疗法》。通过这件事，医疗机构被整顿，全体国民能够接受基于近代医学形成的医疗服务。

此时，医院餐和医院营养士在法律上得到一席之地。

从完全供餐制度到基准供餐制度

1950（昭和25）年，以住院患者不用从家里带东西、仅靠医院餐就能确保营养量作为宗旨，制定了《完全供餐制度》。当时，确定入院时，患者一般会带上烹调道具和被子住院，有人会在医院及走廊的角落料理，从家里带食物来也很普遍，卫生管理和营养管理都不充分。有的患者会用七厘炭炉烤臭咸鱼干，医院里臭气熏天，其他患者叫苦连天，这种事如家常便饭。通过《完全供餐制度》，只靠医院餐便可以摄取一天需要的营养量。但是，现在无法想象的是，向所有入院患者一律提供2400 kcal 的饮食。其原因是，在战后严峻的粮食不足的环境中，以及饿死者和营养不良患者大量出现的情况下，营养相关人员强烈希望优先确保住院患者的粮食，并改善其营养状态。也就是说，这是为了解决所有住院患者均为营养不良的饮食。

之后，社会稳定，粮食顺利周转，医院餐从量的确保变为质的改善。1958（昭和33）年，《完全供餐制度》变更为《基准供餐制度》。只要符合国家规定的一定基准，就认可为诊疗报酬的加收，医院餐在改善质量的同时，作为医疗一环的色彩变得浓重。当时饮食的质量改善是指偏重主食的改善，具体来说就是改善副食的量和质，增加动物性蛋白质食品的摄取量，提高优质蛋白质、脂质以及维生素和矿物质的摄取量。为此，质量评估中最重视的是"动蛋比"。"动蛋比"是指对于提供的总蛋白质摄取量中，来自肉、鱼、蛋、乳制品的动物性蛋白质的比例。如果动物性食品比例高的话，那么蛋白质的量和质均能得到提高，维生素和矿物质的摄取量也会变多。但是，提高"动蛋比"的食材费也会增加，因此这也是要降低食材费的医院经营者和要保证质量的营养士之间的战斗。但是，指标自身也有问题。在出于宗教理由而实施素食的医院中，无法确保"动蛋比"的基准值。使用大豆等替代食品提供细致入微的饮食也无法满足基准供餐的条件，所以不被认可为加收。

对医院供餐中一般饮食患者的能量所需量的答复

1973（昭和48）年，国家营养审议会废止了当时统一设定的 2400 kcal 的营养量，内容变为能提供针对各个患者的适宜量供餐。也就是说，答复了"医院供餐中食用一般饮食患者的能量所需量（15岁以上）"。医院中，食用一般饮食患者的能量，是根据健康人的性别、年龄表示的"营养所需量"生活活动指数，再考虑到患者的补正系数 0.6 计算得出。住院患者的生活活动强度推测为日常生活健康人的约6成。本来，患者的饮食遵从理念不仅应考虑性别、年龄，还要综合考虑患者个体的活动量、营养状态以及疾病的影响等个性因素；但实际上同学校供餐和产业供餐（职工食堂）一样，作为团体供餐进行运营，因此未能针对各个患者进行充分定制。

住院期间饮食疗养制度的开始

1994（平成 6）年，以确保医院餐质量为目的的《基准供餐制度》因为完成历史使命而被废止，开始了包含一部分定额自付餐费的新《住院时饮食疗养制度》。新制度强调了要考虑各个患者病状和营养状态后再决定患者营养量的重要性。但遗憾的是，此时并未展示其具体的方法。其原因为不明白针对各个患者的定制方法。结果，直到 2000（平成 12）年法律修订，医院餐才发展为如同现在临床营养管理的一部分。

二、医院餐难吃

医院的饮食随着患者个人发展到临床营养管理之前，有一个不得不解决的难题，那就是解决对"医院餐难吃"的投诉。入院患者中存在很多营养不良患者，即使指出解决该问题在治疗上很重要，但问题不在营养管理上，许多人反馈"医院餐太难吃，吃不下去"。随着战后的营养不良被解决，人们变得富裕起来，住院患者发起了"医院餐，难吃，难吃"的大合唱，强烈要求医院餐要美味。

为何，医院餐被高呼"难吃"，但还是被保留至今呢？

一般而言，餐厅如果端出难吃的料理，顾客就不会上门，迟早倒闭。为此，厨师将美味放在第一位考虑并下工夫，经营者雇佣做菜美味的厨师旨在提高服务质量。医院餐从战后设定《医疗法》的时候开始，就置于治疗环节的地位，1958（昭和

33）年的基准供餐设定之际，医院餐经由社会保险诊疗报酬被分数化，1961（昭和36）年被认可为对特别治疗餐的加收。成为加收对象的特别餐是指"作为治疗疾病的直接手段，根据医生开具的饮食处方中所提供的患者年龄、病状等对应营养量及内容的治疗餐"（平成6年度社会保险诊疗报酬的概要）。

制作方的问题

医院餐被编入医疗制度，强调了作为治疗环节的意义，不知不觉被认为与药物同等地位。如果与药物一样，如同常说的"苦口良药"，医院餐就算不好吃，只要对治疗做出贡献，患者也会忍着吃下去，营养士、医疗相关人员因这样的理解，怠慢了做美味料理的努力。而且，与餐厅不同，患者不能逃走。

然而，由于经济飞速发展所带来的富裕社会产出了对美食的追求，医院餐也被要求做得美味。这时候医疗整体也重视为患者服务的必要性，医疗相关人员称呼患者为"患者大人"，并被要求努力提高服务质量。现在虽然没有抵触情绪，但当时多数医疗从业者因被告知"医疗是服务业"而仓皇失措。理所当然，医院餐也变为追求舒适的饮食，媒体也每天都刊登"请把医院餐做得美味"的文章。如果说"这家餐厅难吃到和医院餐一样"，人们就能理解有多难吃，当时的医院餐就这样被调侃。当时，因洛克希德事件而被逮捕，进入监狱后因脑中风而住院的前首相田中角荣留下了"医院的饮食比监狱的饮食还要难吃"的评价。政府和管理营养师、营养士们也都开始努力让医院餐变得美味。

要让我曾工作过的圣玛丽安娜医科大学医院里的饮食变得美味，该怎么办好呢？在实施改善策略的过程中，我突然想到一件事，即"究竟患者是不是处于能感受到饮食美味的状态"这一课题。健康的时候，因有食欲，能正常感受到味道，可以随心所欲地吃东西。但是，生病时，这些能力就会减弱，不仅患者自身不再能感受到美味的食物状态，饮食在质和量上都会受到限制。

用餐方的问题

我们以肝病患者为研究对象，调查了味觉的感受性。采用滤纸法检测甜味、咸味、酸味、苦味，将不同浓度的液体浸润滤纸后放在舌头上，调查对各种味道的感受度。发现，住院时所有的急性期肝病患者的味觉感受性都降低。然而，随着病情改善，味觉的感受性也得到改善，变为可以感受到美味的食物状态。我们发现在住院之初，感受到"医院餐难吃"的时候，用餐方也有问题。住院一段时间后就会听到"难吃的医院餐也开始让人习惯了"，我们发现这与随着病情恢复、味觉功能也得到改善有关。

三、热的东西要热，冷的东西要冷

住院患者中存在感受美味的味觉功能降低问题，我认为正因为如此，医院餐才必须努力做到能使人舒适进食。

饮食场所的改善

首先考虑的是，"床上是否为适合进食的地方"这一问题。一般病房里由于消毒液或体臭等独特的气味，如果床下有马桶（便携式马桶），就会成为在厕所里进食的状况。在厕所里，无论端出什么样的高级料理，也无法享用。一般患者是在床上进食，但我认为，过了急性期并在症状稳定的情况下，是否应该在适合的地方进食呢？

圣玛丽安娜医科大学医院中，各楼层都设置了备餐间。将其改造，创建了日本第一个"患者专用食堂"（照片 20）。室内以能勾起食欲的橙色为基调色，播放背景音乐，为了能提供热菜热饭还进行了温度管理。让患者可以选择在床上或者在食堂吃饭。改善饮食环境之后，剩饭变少，患者的摄取量也增加。此后，以有助于疾病恢复这一理由，作为诊疗报酬中的"食堂

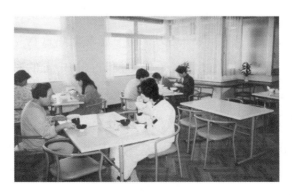

照片 20　圣玛丽安娜医科大学横滨市西部医院的患者专用食堂

加收"被批准，普及全国。

1987（昭和62）年，在横滨矢指町开设了"圣玛丽安娜医科大学横滨市西部医院"。就新医院开设，探索创建舒适进食的医院供餐模型。

圣玛丽安娜医科大学横滨市西部医院的供餐模型

在新医院，从厨房、事务所、患者专用食堂等硬件方面到供餐系统和电子计算机化等软件方面，都是从一片空白的状态开始，因此创造了正如自己所愿的医院供餐模式。在所有楼层设置患者专用食堂。因为想提供温热的饮食，同小镇工厂社长共同开发了保温车并全面引入。为每栋住院楼购买了价值200万日元以上的保温车（照片21）。当时，被院长评价为"中村买了15台昂贵的皇冠车"，但最终听说受到住院患者高度评价后，感到很高兴。

一般来说，欧美国家会对饮食的温度管理进行昂贵的投资，但在日本，医院经营者对饮食的温度管理不是很重视。这是因为在日本，提供温热饮食是为了向"想吃温热食物"的患者提供服务，而欧美的温度管理是作为预防食物中毒的风险管理问题来处理的。

主食、主菜、汤菜是温热的，副菜、腌菜、水果是冷的，避免在细菌和病毒易繁殖的常温环境中放置食物，对预防食物中毒非常重要。温度管理在厨房的烹调操作中也很重要，烹调结束后到患者入口之间的1～2小时，在细菌或病毒无法繁殖

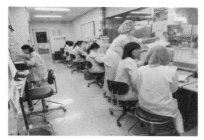

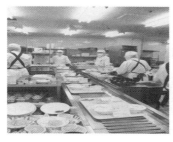
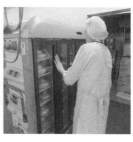

照片 21　通过保温保冷配膳车进行温度管理
事务业务全部计算机化（上图）
菜单在餐盘流水线上装盘（下左图）
经由配膳车（下右图）配送至住院部

的高温或低温保存食物，就能预防食物中毒。也就是说，为了避免常温放置料理，在进行装盘操作的流水线周围配置保温箱和冰箱，送到住院部时，利用配膳车达成无缝温度管理。事实上，我运营了 30 多年的医院供餐，从未发生过一次食物中毒。

　　饮食的温度管理不仅能提供美味的饮食，对预防食物中毒也是不可或缺的。一旦引起食物中毒就会被报纸报道，厨房也会被封锁 1 周。从危机管理的观点来看，医院供餐的温度管理可以说是低价的安心投资。

四、表面软化和内里硬化

当时，在欧美已经可以有可供选择的医院餐菜单了。为何在日本不行呢？甚至是飞机餐，在高度几千米的狭窄场所也能够从2种温热食物中选择吃什么。因此我认为地上的医院不可能做不到。在欧美医院，住院时会提供菜单表，能够选择所有的料理。这就是所谓的餐厅菜单方式。当初，我考虑了引入这个方法。但是发现，虽然住院天数只有2～3天的欧美医院能做到，但在住院1个月以上的日本医院则因情况太复杂不可实现。因为重复1～2张菜单表或1周的菜谱，能吃的料理有限，最终导致患者厌倦。此外，如果让患者自由选择菜谱，对所有食材来说，保证每天要摄入一定量的营养素几乎是不可能的。

选择菜单的引入

脑海中一闪而过的是飞机餐的主菜选择型菜单方式。在日常饮食中，选择想吃的食物时，一般也是肉或鱼、西餐或日餐、重口味或清爽口味等，从两种主菜中选择。我想，包括治疗餐，如果制作两组能够选择主菜的菜谱的话，活用当时逐渐普及的计算机是有可能做到的。一般来说，选择菜谱等行为，越提高患者服务水准，业务就会越复杂，信息量也会变多。但我想，如果积极利用计算机，服务水准的提高和效率化这乍看矛盾的业务是否也能得到解决。将占供餐业务大部分的菜谱营养管理、食品种类、食品数量、食材管理、患者饮食标签的发放以及向商家的下单计算和订单的制作等全部进行了电子计算机化。也就是说，将提供饮食的后方业务彻底效率化，对各个患者计算合理的营养量、收集其嗜好、不满、期望、摄食能力以及投诉和提议的收集等。在与患者直接接触时，尽可能进行细致的人工服务，这些内容被设定为业务理念。不与人直接接触的事务和厨房等业务则彻底计算机化和机械化，人们能看到的表面服务是有人情味的服务，这件事表现为"表面软化和内里硬化"。

供餐系统的计算机化

为了构筑合理的供餐系统，以信息计算机化、厨房业务机械化为目标，让专家设计了无人厨房的示意图（图6-1）。虽然

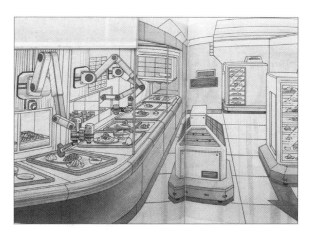

图6-1　无人厨房

30年前，以"表面软化和内里硬化"为基础而构思

资料：中村丁次/阿部達夫・中村丁次監修. これからの病院
栄養部門，ビジュアル栄養科学辞典サルビオ，第2巻
からだと栄養，p.162-163，ダイレック，1988

未达到示意图的效果，但自医院开业后，参观学习的人员每天络绎不绝。也有这样效率化后，无法端出含有心意的料理的非议产生。每当这时，我就会把做好的料理拿出来问他"心意在哪里？"

本来料理中就不存在心意，吃料理的人品味后才会感到心意。因此，只要合理制作能够让吃料理的人感受到心意的料理即可，一流厨师不是每次都用心做菜，而是学会了能让人感受到心意的技术。厨房里的人越少，越能减少大肠埃希菌的污染，对卫生管理也有效。我从来没说过"用心做料理"，但定期进行的患者问卷调查中，总是有患者回答"感谢含有心意的料理"。现在，人们对因人工智能（AI）出现而衰退、消失的职业议论纷纷，但这种感受我已在使用计算机引入数据的时代就经历过了。

通过我们的实践和经验，国家于1992（平成4）年对适时、适温的饮食实施"特别管理供餐加收"。也就是说，给温热的饮食加上了诊疗报酬，这在世界上也是很少有的事。1994（平成6）年的修订中，《基准供餐制度》被废止，变更为《住院时饮食疗养制度》，《特别管理供餐加收》更名为《特别管理加收》，设定了新的《食堂加收》和《选择菜单加收》。《特别管理加收》是在管理营养师的指导下，向患者提供满足适时、适温等一定条件的饮食时获得认可的加收。适时是指晚餐原则上在18点以后提供，适温是指通过保温保冷配膳车、保温托盘、保温餐具、食堂等提供适温的饮食。所谓《食堂加收》是指拥有食堂，其面积为每个床位 0.5 m² 以上。在一天提供两餐以上正餐的基础上，向患者提供可以选择的多种菜单时，可以进行"选择菜单加收"。之后，适时适温和选择菜单被普及时，这些加收被废止，其资金被活用于住院部的临床营养管理。

在日本挑战医院供餐改善时，国际上也发起了医疗电子化的浪潮，在计算机普及的背景下，全世界的营养相关人员都在担心自己的工作是不是要没了。彼时，在马来西亚的吉隆坡召开了亚洲营养学会议，在专题研讨会中提到了"营养业务和计算机化"。我以我们的经验为基础，介绍了在营养业务中活用计算机的事例，展示了其"表面软化和内里硬化"的理念。也就是说，与人接触的对人业务施行具有人情味的服务，背后则彻底推进效率化。我发言表示不要畏惧计算机，为了让自己的业务效率化并提高质量应积极活用。我还记得发言结束后，会场集体起立鼓掌，我收到了很多提问和赞同，感动得起了鸡皮疙瘩。

那时候，我提出了以召集的演讲者为中心创设"亚洲营养师联盟"的提案。经过多次会议，1991 年为了发展亚洲实践营养学的研究而在雅加达设立了亚洲营养师联盟（Asian Federation of Dietetic Association，ACD）（照片 22）。

为了挑战安全、美味、舒适的医院餐，我经过了不眠不休的几年努力，其中严酷无法想象。当时，在 NHK 6 点的新闻上作为"向医院餐挑战"被介绍，还被做成录像带传播至全国，成为了能摄取舒适饮食的医院餐典范。这是因为有圣玛丽安娜医科大学的经营者、一起奋斗的长野县立大学教授川岛由起子、营养部的成员，以及接受供餐业务的 MEFOS 公司的理解和合作才能实施下去。在此，我由衷表示感谢。

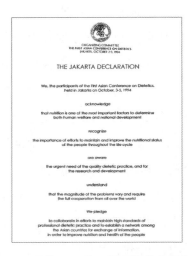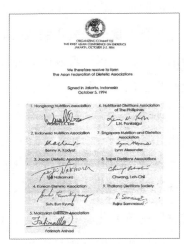

照片 22　第 1 届亚洲营养师会议的雅加达宣言和参加国代表

第 1 届亚洲营养师会议（The First Asian Conference of Dietetics）于 1994 年 10 月 2 日、3 日在印度尼西亚的雅加达举办之际，签订了雅加达宣言，参加国代表签字。之后发展为亚洲营养师联盟（Asian Federation of Dietetic Professionals）

五、今后的医院餐和临床营养管理

日本的医疗特征是以 1961（昭和 36）年的《全体国民保险制度》为基本运行。这个制度指只要是日本国民，谁都能接受平等的诊疗，资金来自保险金和税金以及自己负担部分金额。一直以来，诊疗报酬是由初诊费、检查费、医药费、指导费等一个个医疗行为制定官方价格（1 点 =10 日元），加收金额中扣除患者自己负担部分后，剩下的由保险支付。这种方法被称为"实际额支付制"，优点是医疗机构不用考虑成本就能决定诊疗内容。但是被指出，实行高额的医疗行为时，医院收入会变多，存在难以抑制医疗费用增加的问题。

为此，现在日本实行的是《综合定额支付制度》。所谓《综合定额支付制度》，是指对于已分类的诊断组，政府事先设定平均的金额，与医疗机构实施的费用无关，能收到固定金额的制度。因为实行超出需求的高额医疗会产生亏损，医疗机构自然会意识到控制医疗成本，能够抑制医疗费的总额。

通过临床营养管理降低医疗费

话说回来，生病时会由于食欲降低、味觉障碍、营养素消化及吸收的代谢变化等原因出现医院性营养不良（hospital malnutrition）。患者的营养不良会降低生活品质（QOL），降低药物及手术的治疗效果，增加住院天数，结果导致医疗费的增加。现在呼吁利用医院餐和肠内营养、肠外营养等临床营养管理的重要性，是因为了解到通过改善伤病患者的营养状态，能够提高治疗效果、减少医疗费。特别是转为《综合定额支付制度》后，只要医疗机构减少医疗费，就能增加相应的医院收入，所以临床营养管理作为经济医疗得到好评。

此外，近年来慢性病患者进入老龄化，饮食疗法中产生了新的问题。

第一，老年人并发多种疾病，发生各组织、脏器的复合问题，一直以来对应特定代谢障碍的饮食疗法难以发挥效果。也就是说，存在多个未完全治愈的慢性病，由于各个疾病相互关联并发展恶化，必须在综合把握全身状态的情况下，才能决定治疗优先顺序（priority）以及能量和营养素的适宜量。

第二，患糖尿病和肾病的老年人中，相继出现消瘦、贫血、肌肉衰减综合征、低白蛋白血症、骨质疏松症、骨折等低营养疾病。即使不存在疾病，虚弱的老年人也很多。由于年龄增长出现的低营养疾病，在食欲或味觉降低、咀嚼及吞咽困难等导致摄取量减少的同时，还与营养素的合成、分解能力降低、恢复时间长等相关。与健康人的饮食相比，饮食疗法也存在不平衡饮食的问题，因此长期实施时，引起营养不良的风险也会变高。

医院供餐的危机和突破策略

正如上述所言，在饮食疗法多样化、个体化之中，现今医院供餐的运营遇到了危机状况。原因是：①参与供餐业务的人才不足；②由于人工费、供餐食材费、消费税的高涨导致供餐经营逐渐困难；③医院自身的经营逐渐恶化；④由于住院天数减少和居家医疗的推进，导致供餐对象人员的减少等。也出现了退出医院供餐，以及不接受条件差的医院委托的供餐公司问题。作为应对措施，应确保包括外国人在内的劳动力、改善包括工资在内的烹饪从业人员的工作条件、业务合理化等。中长期计划考虑如下。

1. 供餐业务彻底效率化　构筑合理的供餐系统，并在事务和烹调业务中活用 IT、AI 以及机械改善业务。近年来，由于烹调技术的进步，各种加工食品的导入和冷冻方式、中央厨房方式的采用等，供餐业务效率化的研究正在推进中。在这种情况下，如何结合医院餐的特征和各个患者的特性，将个性化纳入系统成为了重要课题。

2. 医院供餐和临床营养管理　在推进供餐业务效率化过程中不能忘记的是，医院供餐最大的特点是针对临床对象的多样性和个体性。具体而言，是医疗机构积极采纳的住院营养管理和通过 NST 的临床营养管理，与作为团体供餐设施运营的医院供餐机构的合作。我认为将管理营养师配置在住院部是这两者的关键。

管理营养师在住院部把握和判定营养状态、计划和监控营养管理以及如何合理、迅速且真实向事务所及厨房传单、最后反映到饮食将成为课题。

放任患者营养不良会影响手术恢复，药物疗效也会弱化，并且由于免疫力降低会成为院内感染扩大的诱因，医疗的经济效益降低，从医疗安全管理的角度来看也会增加危险性。从住院基本费中已包含的营养管理、营养指导费比以前翻倍的角度来看，将管理营养师配置在住院部之事，从人工费的观点来看也是可行的。

另一方面，随着餐费中自费金额的增加，患者对饮食和营养管理的投诉和提问也变多。被投诉说患者不是因为生病，而是因为营养管理不足而饿死的医院也开始出现。如果管理营养师在患者身边聆听对饮食的不满，当场处理就能解决问题，也能提升服务。也就是说，不以管理营养师常驻在住院部为前提来讨论供餐效率化时，单单从供餐上偷工减料，强制推行会引起安全管理上的新问题。

六、不同疾病的饮食疗法的特征

需要营养、饮食疗法的代表性疾病及其特征整理如下。

1．糖尿病　糖尿病是由从胰脏分泌的胰岛素量不足或作用降低导致的高血糖疾病，长此以往会由于糖类和脂质代谢异常引起动脉硬化、肾脏衰竭、视网膜病变、神经症状等并发症。饮食疗法的基础是让以糖类代谢为中心的各种代谢尽可能正常化，预防并发症，为此实施低能量低碳水化合物饮食。因为餐后血糖异常上升会提高心血管死亡风险，因此利用血糖指数（glycemic index，GI），食物与水溶性膳食纤维、脂肪、蛋白质、醋、牛奶及乳制品一同摄取就能抑制 GI 值的上升。

2．血脂异常　血脂异常是血液中的胆固醇或甘油三酯变为异常状态，是动脉硬化的诱因。饮食疗法可以在限制能量和碳水化合物摄取的同时，调整脂质的摄入。与肥胖并发的情况下，必须将改善肥胖放在首位，血清总胆固醇（TC）及 LDL 胆固醇（LDL-C）数值高时，应限制饱和脂肪酸，摄取多不饱和脂肪酸。但是，过度摄取多不饱和脂肪酸，会降低 HDL 胆固醇（HDL-C），容易被氧化，因此 HDL 胆固醇显示低值时，要使用富含单不饱和脂肪酸油酸的油脂。已证实鱼类中富含的 n-3 系多不饱和脂肪酸的摄取量与冠状动脉事件和心肌梗死导致的死亡率呈负相关。这些脂质降低甘油三酯、降低血压、抑制血小板凝集、改善内皮功能的作用和效果已被认可。

3．高尿酸血症、痛风　高尿酸血症是血液中的尿酸浓度异常升高的疾病，痛风是尿酸结晶化后形成尿酸盐，在关节积蓄后形成的急性关节炎。饮食疗法的基础是为了抑制尿酸的产生，避免暴饮暴食、肥胖、高嘌呤、高蛋白质食品，控制酒精摄取，为增加尿酸排泄充分补充水分，控制摄入嘌呤含量显著高的食品。

4．高血压　对并发肥胖的高血压患者，要优先实行减重，如无法解决减重，彻底采用减盐食品。减盐是指使用柑橘类或香料，多用减盐酱油、味噌等减盐食品，设法制作出美味料理。另外，要积极摄取鱼类、大豆制品、乳制品、蔬菜类、水果类、海藻类，还要积极摄取蛋白质、膳食纤维、钾、钙等。

5．慢性肾病　慢性肾病（Chronic Kidney Disease，CKD）是发现尿蛋白阳性等临床症状的肾病，或是肾功能降低持续了 3 个月以上的状态。饮食疗法根据 CKD 的分期有所不同，基础是在充分补给能量的情况下调节蛋白质和食盐。无论哪个阶段只要存在肥胖的情况，为了预防 CKD 恶化，就要实行减重，存在高血压时，要限制食盐在 6 g/d 以下。肾功能降低的分期通过肾小球滤过率（Glomerular Filtration Rate，GFR）来诊断，根据进展程度来限制蛋白质摄取量。高钾血症的情况下要限制钾的摄取量。严格限制蛋白质时，仅靠日常食物很难做出料理和菜谱，因此要让患者食用低蛋白质食品，还要探讨对营养状态的影响。

6．外科手术　手术是对身体的重大侵袭，营养需求量也要增加。另一方面，由于疾病及损伤导致饮食摄取量减少，必须要注意营养状态的变化。特别是在消化系统疾病的手术中显著出现低营养。从术前开始就要改善营养状态，根据疾病种类，需要在术中、术后实行合适的饮食疗法和营养补给。要对病情、营养状态、摄食能力等进行综合判断来决定营养补给法。这种情况下，可采用饮食、肠内营养以及肠外营养，但对营养补给的强制度越高则生理风险越大，必须努力尽可能转为经口摄取的饮食疗法（表6-1）。

表6-1　饮食疗法（经口摄取）的意义

1	生理性的营养补给法，不需要特别的器具。
2	补给食品无论是质还是量都很丰富，限制很少。
3	满足食欲和味觉，通过饱腹感易得到精神满足感。
4	通过饮食，内分泌系统、神经系统容易获得调节。
5	食物通过口腔内这一过程会成为之后的消化、吸收、代谢的启动器。
6	能够摄取食品中含有的未知营养素或有效成分。

经口摄取不足的话，也会频繁施行添加经口、肠内营养食品的方法。观察体重、摄取量、消化和吸收能力有无降低以及

有无需求量的增加，一边通过检查来监控，一边探讨营养的补给法和营养供给量。一般来说，考虑到手术后对消化器官的负担，从禁食到流质饮食、三分粥饮食、五分粥饮食、全粥饮食，然后过渡到正常饮食，其进程必须在严密的监控下实施。通过加餐、频繁进食以减轻一餐的负担也要纳入讨论。

参考文献

1) 中村丁次編著. 栄養食事療法必携第3版, 医歯薬出版, 2017
2) 鈴木　博・中村丁次編著. 三訂臨床栄養学I, 建帛社, 2016
3) 鈴木　博・中村丁次編著. 三訂臨床栄養学II, 建帛社, 2015
4) 中村丁次, 小松龍史, 杉山みち子, 川島由紀子編著. 改定3版臨床栄養学, 南江堂, 2020
5) 近藤和雄, 中村丁次編著. 臨床栄養学 II 疾患と栄養編, 第2版, 第一出版, 2009
6) 中村丁次, 他. 肥満, 糖尿病, 腎臓病, 高血圧症における食事療法の有効性に関する学術的検討. 厚生労働科学研究食品の安心・安全性確保推進事業「健康食品における安全性確保を目的とした基準等作成のための行政的研究」平成19年度総括・分担報告書. p.41-88, 2008
7) 遠藤昌夫. 経腸栄養法. *Medicina* 31 (6)：1154-8, 1994
8) 岩佐正人, 小越章平. 経腸栄養に関する最近の動向. 医学のあゆみ 173 (5)：479-83, 1995
9) 中村丁次. 栄養管理に必要な技術, 体制. 栄養－評価と治療 15：9-14, 1998

第**7**章　人生 100 年时代的营养

一、健康寿命的延长

　　无论在什么时代，人们都期望健康长寿。特别是有权势者和富人的这个想法特别强烈，他们探索追求长生不老、健康长寿的食品和药物的故事在全世界流传。但遗憾的是，至今还没有人实现这个愿望。只要人类还是生物，随着年龄增长，无论是谁都会迎来生理机能的下降和生命的终结。探索追求长生不老的食品和药品，是生物向宿命挑战的课题，现在还没有解决方法。但是另一方面，与 100 年前相比，我们的健康状态提高，确实可以活得更久。也就是说，虽然长生不老是痴人说梦，但通过提高健康状态、预防疾病以及医疗进步，健康的长寿，即健康寿命的延长是非常有可能的。

　　2016 年，伦敦商学院的格拉顿教授（Lynda Gratton）和斯科特教授（Andrew Scott）出版了《LIFE SHIFT：100 年时代的人生战略》（东洋经济新报社），给世界带来冲击。在这本书中，作者提出发达国家 2007 年出生的 2 人中有 1 人能活到

103 岁的"人生 100 年时代"来临，提出了以活 100 年为前提的人生计划。有预测认为日本人的平均寿命今后也会持续增长，2007 年出生的孩子中，有一半会活到 107 岁，到那时会成为全球第一长寿国家。日本政府于 2017 年 9 月以安倍首相为议长召开"人生 100 年时代畅想会议"，就超长寿社会的经济和社会问题开展相关讨论。

人生 100 年时代的问题

那么，在这样的超老龄社会中，我们能健康幸福地生活吗？退休金、保健、医疗、福祉、营养、饮食应该是什么样的？这些都是重要的问题。

WHO 发表了面向老龄社会的革新报告书《老龄化和健康相关的世界报告》（*World Report on Ageing and Health 2015*）。要说此报告书革新在何处，那就是从中感受不到一般而言对老龄社会的悲壮感和不安。报告书中到处洋溢着"老年人不是拖油瓶""虽然老龄化会导致医疗费的增加，但没有想象中高""不是过去而是要展望未来""应将对老年人的支出作为投资，而不是负担费用""过度强调老年人的医疗和护理等费用负担，社会贡献评价过低""在努力削减成本的同时，应投资支持老年人的政策措施"等让人精神振奋的话语。

新的健康观点

老年人确实会存在各种身体能力丧失、降低的情况，患有多种慢性疾病，致死风险增高。但是，即使在这样的状况下，预防、治疗年龄增长后易发的疾病，充分发挥存留的身心机能，也能度过自立的日常生活，享受幸福的人生。此外，即使生病或有残疾，也能做一个有精神的老年人，健康寿命的延长就是争取增加这类老年人。

另一个重要观点是关于老年人的"健康寿命的延长"，与一直以来旨在预防疾病发生的"健康促进"基于不同的健康观。如同谁也无法说手脚残疾的奥运会运动员是不健康的人一样，即使患有癌症、糖尿病、心脏病、肾病等，也不能说努力做家务、工作、甚至参与兴趣和志愿活动的精力充沛的老年人是不健康的人。也就是说，应把目标定为建设一个无论是病人还是残障人士都能自立生活、感到幸福并且能活得长久的长寿社会。

二、老年人的生理变化和营养

伴随年龄增长，身体机能下降，身体、精神以及环境的适应能力衰退。各器官、内脏的变化都不同，个人、环境情况也不一样。在身体上，会发生身高减少、椎间盘萎缩性变化、脊椎骨扁平化、脊椎和脚的弯曲、体重减少、皮肤干燥、牙齿脱落；在运动机能上，动作变得缓慢不稳定，肌肉力量、耐力也会下降。作为身体构成成分的肌肉减少或消瘦，导致贮藏水分减少，引起脱水，由于骨量减少易引发骨质疏松症。

伴随年龄增长，大部分内脏、器官都会萎缩，生理机能整体下降。但是，不同脏器会产生差异。比如，作为心血管机能的心输出量降低，同时引发血管内壁的狭窄和末梢血管抵抗的增加，导致肺萎缩和弹性降低。消化功能中，由于口腔干燥、唾液、胃液和胆汁、胰液等的分泌量减少，咀嚼机能下降、吞咽反射下降、食道蠕动的收缩力下降以及肠道的蠕动减少，消化和吸收功能整体下降。

此外，由于舌乳头和味蕾数量的减少、味觉细胞功能的衰退等，会引发味觉不敏感，还能观察到由于舌头或口腔黏膜的温度感觉、触压感觉减退所导致的口味变化。对于造血功能，红细胞、血细胞比容、血红蛋白量降低以及血清铁、铁结合能力降低。精神功能也会整体降低，特别是大脑重量减少，大脑血管弹性降低，在精神功能上，语言能力、推理能力、洞察力相对保持较好，但非语言能力的知能效率、学习效率、记忆能力、回忆能力会降低。

老年人营养不良的原因

在这样的生理变化之中，老年人发生营养不良的比例会变高。其原因是随着机体老化导致的味觉变化、牙齿丢失、咀嚼能力和唾液量减少、咀嚼及吞咽的运动功能降低、服药增加带来的唾液减少、消化酶活性降低导致整体饮食摄取量减少（表7-1）。也与饮食内容从肉类料理变为鱼类或蔬菜料理等清爽的食品以及油脂类、肉类、乳制品、蛋类的摄取量减少相关。因此，能量、蛋白质、脂质、维生素、矿物质摄入量均不足。

摄食量减少，体重就会减少，在此情况下，特别是去脂体重（Lean Body Mass，LBM）容易减少，因此发生肌肉力量减少、细胞内水分等减少。肌肉力量降低，活动性就会降低，运动量也会减少。运动量减少的话，食欲就会降低，同时肌肉量减少，导致基础代谢降低，消耗能量减少，从而食物摄取量就会减少，引起恶性循环。结果，由于低营养导致活力降低，疲劳感增加，生活质量会降低。在老年人中好发的这类低营养，会增加消瘦、蛋白质 - 能量营养不良症、肌肉衰减综合征、缺铁性贫血、钙质不足导致骨质疏松等缺乏症的发病风险。此外，就算未达到营养缺乏症的地步，营养不足状态也容易引发各种官能症。

表7-1　饮食摄取量减少的原因

1	年龄增长	食欲降低、嗅觉和味觉降低
2	生病	咀嚼和吞咽障碍、消化道疾病、炎症和癌症、代谢疾病、药物副作用
3	精神和心理	认知功能障碍、抑郁、对误吞和窒息的恐惧
4	社会	独居、护理不足、孤独、贫困
5	其他	不适合的食物形态、对肥胖和生活习惯病的过度反应、错误的营养和饮食知识

三、老年人八分饱的风险

很多日本人受到贝原益轩的《养生训》影响，相信"吃饭八分饱"对健康长寿有效。从结果来看，是否真的如此呢？

"吃饭八分饱"以营养学而言就是"能量限制饮食"。2009年，美国的威斯康星大学（University of Wisconsin，UW）长年饲养与人类最相近的猕猴，发表了能量限制饮食的长寿效果（图7-1）。以能量限制饮食饲养的猴子，无论雌雄都很长寿。通过这个成果，诸多研究者相信果然"吃饭八分饱是健康长寿饮食"。但是，2012年美国国立衰老研究所（National Institute on Aging，NIA）同UW一样，用猕猴进行能量限制饮食实验，但报告称未表明死亡率降低，也没有延长寿命的效果。明明是几乎相同的实验，为何会出现不同的结果呢？两个团队反复争论了约5年。但是，为了不让混乱持续下去，两者坐到了同一张桌子上，详细讨论原因，2017年联名发布了报告书。

能量限制研究的陷阱

　　得出不同结果的理由很简单。那就是开始干预能量限制饮食的年龄不同。也就是说，UW研究是以7～15岁（人类的21～45岁）猕猴为研究对象，NIA研究是以1～5岁（人类的3～15岁）和16～23岁（人类的48～69岁）猕猴为研究对象。即，成人的能量限制饮食对中老年发生的肥胖或代谢综合征有效，与长寿挂钩，但对在成长期的儿童或衰弱的老年人则没有效果。并且，在能量限制饮食有效的猴子中也观察到骨密度降低，虽然长寿，但存在骨质疏松隐患。结果发现，老年人的吃饭八分饱不与长寿挂钩，限制能量后骨密度会降低，提高了晚年需要护理的风险（图7-2）。

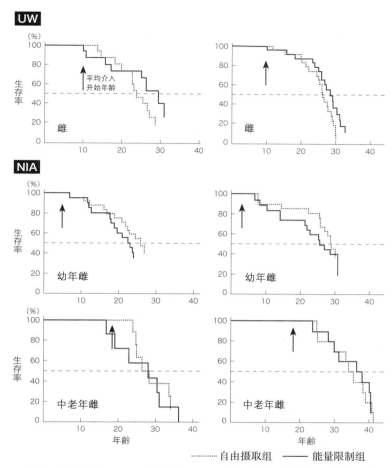

………… 自由摄取组　　——— 能量限制组

UW 研究：猕猴年龄 7 ～ 15 岁（人类 21 ～ 45 岁），雌性和雄性的生存率都很高。

NIA 研究：猕猴年龄 1 ～ 5 岁（人类 3 ～ 15 岁），雄性没差异，雌性生存率低。

猕猴年龄 16 ～ 23 岁（人类 48 ～ 69 岁），雌性和雄性都没差异。

图7-1　能量限制饮食的效果

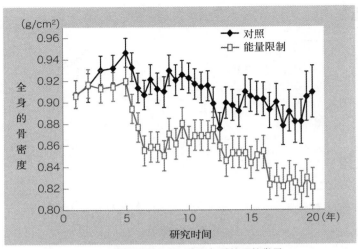

图 7-2　长期能量限制导致的骨密度降低

图中文字：吃饭八分饱的猴子发展为老年需护理的猴子

四、肌肉衰减综合征和虚弱

作为需要护理的诱因和妨碍健康寿命延长的原因，肌肉减少症和虚弱正被人们关注。所谓肌肉衰减综合征，是指由于年龄增长骨骼肌量下降，附带有可见的肌肉力量及有氧运动能力降低的状态。肌肉量降低作为必测项目，肌肉力量或身体能力降低中有一项符合就可诊断为肌肉衰减综合征。另一方面，flail在日语里被译为"虚弱"，不仅指肌肉量和功能的降低，还包含认知功能降低或抑郁等精神上的虚弱，以及闭门不出或与他人交流减少的社会性虚弱。也就是说，肌肉衰减综合征是以所有年龄层的肌肉量减少为主要症状的疾病。与之相对，虚弱是不限定于肌肉的、伴随年龄增长而出现全身机能下降的状态。

肌肉衰减综合征和虚弱的原因

成为这些诱因的共同要素是能量和蛋白质不足的低营养。一旦出现低营养就会引发疲劳感增强、活力降低、肌肉降低，导致步行速度下降、活动量降低，易患肌肉衰减综合征和虚弱，增加了护理风险。近年来随着老年社会到来，虚弱受到特别关注。自1970年到2007年，长期观察北欧男性的研究结论被发表。该研究将长期身体质量指数（Body Mass Index，BMI）变化和虚弱发病分为4组讨论，在正常区域无变化组、维持过量体重组、体重增加组中未发现与虚弱发病的关联，只在体重减少组中发现与虚弱发病有显著增加。

预防虚弱的对策中，重要的是避免能量或蛋白质不足导致的消瘦或肌肉降低，充分利用食物的鲜味、好好吃饭就是有效的对策。另外，为了预防非感染性疾病的生活习惯病，从中老年期开始积极预防代谢综合征，吃饭八分饱、控制体重很重要。也就是说，为了预防伴随年龄增长的虚弱，必须要好好吃饭，不要偏瘦。达到一定年龄后就必须要改变对策，也就是说不需要再继续实施吃饭八分饱的代谢综合征对策了（图7-3）。

如何成为自立老年人

东京都健康长寿医疗中心的北村明彦团队，把接受老年人检查的65岁以上对象人群区分为虚弱组、代谢综合征组，对

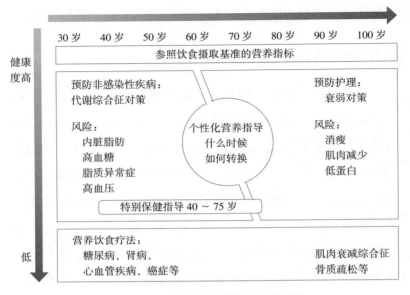

图 7-3　从预防代谢综合征至预防虚弱

自我丧失、需要护理、死亡发生率的临床结局进行观察（表 7-2）。其结果表明，虚弱程度较严重小组的临床结局发生率均较高。在男性中，7 年内的自我丧失发生率，与无虚弱组相比，预虚弱组约为 2 倍，虚弱组约为 5 倍，女性预虚弱组也约为 2.5 倍，虚弱组约为 6.5 倍。关于临床结局的年龄调整风险比，早期老年人比晚期老年人要高，无论哪个都显示为 3 ～ 4 倍的高风险比，表明虚弱即使在老年期也是早期发现采取措施更为有效。

另外，以代谢综合征分组进行观察，发现代谢综合征组与非代谢综合征组的临床结果发生率无论哪个项目都与代谢综合征无关联，所以预防代谢综合征是没有效果的。也就是说，到65 岁以上时，BMI 25 kg/m^2 以上的人虽然有必要继续通过吃饭八分饱来减重，但除此之外的人无须以减重为目标，好好吃东西非常重要。

表7-2　虚弱分组的自我丧失、需要护理、死亡的发生率（7年间）

		虚弱分组		
		无虚弱	预虚弱	虚弱
男性	（平均年龄）	（69.5）	（71.1）	（74.8）
	自我丧失	22.8	42.9（1.9）	110.4（4.9）
	需要护理（含支援）	10.7	24.4（2.3）	77.3（7.2）
	需要护理（2 以上）	5.0	11.1（2.2）	42.8（8.6）
	全死亡	29.5	53.6（1.8）	124.7（6.1）
	心血管疾病死亡	2.9	9.3（3.2）	38.4（13.3）
女性	（平均年龄）	（68.7）	（70.9）	（75.7）
	自我丧失	13.6	32.9（2.4）	90.8（6.7）
	需要护理（含支援）	11.9	26.7（2.3）	77.4（6.5）
	需要护理（2 以上）	5.9	8.8（1.5）	32.0（5.4）
	全死亡	5.3	20.9（0.3）	58.1（11.0）
	心血管疾病死亡	1.8	6.2（3.5）	20.3（11.3）

在所有临床结果中，虚弱组与无虚弱组相比各项临床结局的发生率均显著较高，其中，自我丧失是 5 倍。

自我丧失是指首次认定需要护理（要支援 1 次以上）或认定前死亡。

在已患有慢性病的老年人中也开始发生新问题。老年糖尿病患者与非糖尿病患者相比，易发生肌肉衰减综合征、认知功能降低、日常生活行动（Activities of Daily Living，ADL）降低、跌倒、骨折等老年症候群或虚弱。并且，在老年糖尿病患者并发虚弱的情况下，护理难度增加，死亡率也会增加。糖化血红蛋白 A1c（HbA1c）达 8.0% 以上就易引起糖尿病的各种并发症，不足 7.0% 时，骨折、跌倒发生较多，也易引起虚弱。各国也在讨论是否要将高龄糖尿病的 HbA1c 目标值设定为比一般糖尿病患者高的数值。

应对个体化的营养和饮食疗法

在这样的背景下，2019 年 9 月，日本糖尿病学会发表了《糖尿病诊疗指南 2019》。1 天总能量摄取量的计算方法依然以过往体重（kg）× 能量系数（kcal/kg）为准，但同时将体重从标准体重改为目标体重，能量系数中不仅包含身体活动水平，还考虑到病态水平进行弹性应对。也就是说，将饮食疗法整体转为个体化疗法的同时，对于特别肥胖、低体重、低营养、虚弱的高风险患者，应结合自身的营养状态应对。具体来说，目标体重（kg）的参考值在未满 65 岁时为：身高 $(m)^2 × 22$，65 岁以上为：身高 $(m)^2 × (22 \sim 25)$，根据个体情况从该幅度中取值，特别是 75 岁以上的老年人，基于现体重，在虚弱、ADL 降低、并发症、身体成分、身高缩短、进食状况和代谢状态的评估基础上，进行适宜判断。身体活动量也表现为系数，从 3 个等级中选择。

伴随老龄化、饮食疗法的个体化，营养管理的方法也变得复杂。营养状态、治疗方法、药物、遗传体质、营养补给法以及地区、家庭环境、人际关系、学习能力、经济状况等均需综合考虑，实行对个体而言最合适的营养和饮食疗法。为此，需要建立可以随时接受管理营养师咨询的场所，日本营养师会自2018（平成30）年度开始实施《营养护理和站点认定制度》。营养护理和站点除以地区人群之外，还以地方政府、健康保险组合、民间企业、医疗机构为对象，开展营养饮食咨询、特定保健指导、座谈会和研讨会等，提供大范围个性化营养服务。

此外，在医院以急诊医疗为中心的重症加强护理病房中，为了推进合理且预期能早期恢复的营养管理，管理营养师大放异彩（照片23），2020（令和2）年度的诊疗报酬修改中，管理营养师们的工作得到了肯定。

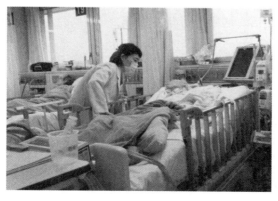

照片 23　重症加强护理病房中从事营养管理的管理营养师

五、居家老年人的营养饮食护理

老年人疾病复杂化的同时，身心功能降低也会给生活带来影响。因此，以提高身体功能为目的的营养状态改善以及可以自立生活的环境改善是必需的。出现低营养状态时体重会减轻，同时会引发体温降低、脉搏减少、体力降低、水肿、视力和听力降低等生理变化。更加值得关注的是，会引发集中力和注意力下降、抑郁、烦躁、无力、歇斯底里等老年人可见的精神变化。也就是说，低营养引发了与疾病无直接关系的身心功能下降。在治疗疾病的同时，需要为维持、提高老年人的生活质量而进行营养管理。

人类无论在什么时代都希望能够健康、正常地生活。成为老年人之后，在医疗机构或养老院里度过的日子就会变多，但为了提高幸福感并维持健康寿命，希望尽可能在习惯的地方或自己家里生活，居家进行营养管理。

居家老年人的营养改善要点

居家老年人的营养改善有如下要点。

① 老年人的低营养可体现为全身营养不良，因此仅靠摄取某种特定营养素和食品无法解决，必须要保证不缺乏所有营养素。除能量、蛋白质之外，膳食纤维、维生素、矿物质也容易不足。在饮食摄取量降低的情况下，必须要知道为什么吃不下，尽可能地改善。具体而言，可以

适度使用增进食欲的醋、香料、高嗜好性食品以及适当利用鲜味，关注料理的温度、饭桌和房间的气氛、气味等也很重要。在此之上，留心一同吃饭时，在就餐中不要谈起令人不快的话题。此外，咀嚼或吞咽困难时，活用增稠剂或咀嚼、吞咽困难者专用食品等（特别用途食品）也是一个好方法。

② 了解对象人员和家人或是同居人以及家庭周边人群之间的人际关系和地域特征，加上便利店、超市、食品店、餐厅、食堂等，把握支撑居家饮食的环境，并有效活用也是必需的。

③ 事先调查对象人员自身、家庭、地域对于营养管理相关知识和技术的掌握能力和支援体制。把握这些，制定实际饮食或实施肠内或肠外营养的相关护理计划。

④ 在我看来，即使老年人性别、年龄以及健康状态或疾病状态一样，也不存在统一的饮食方法和饮食疗法。制定及实施个体化综合营养管理方法时，需要与医生、管理营养师、护士、药剂师、保健师、理学疗法士、作业疗法士等共同协作，充分考虑各个对象人员所患疾病程度、多样性、健康障碍风险、在此之上的生活习惯、药物等因素。

参考文献 ——————————————————————

1) Beard JR, Officer A, Cassels A. World report on ageing and health, World Health Organization, Geneva, 2015.

2) Keys A, Brožek J, Henschel A, Mickelsen O and Taylor HL. The Biology of Human Starvation (2 volumes), University of Minnesota Press, 1950

3) Colman RJ, Anderson RM, Johnson SC, et al. Caloric restriction delays disease onset and mortality in rhesus monkeys. *Science* **325**:201-4, 2009

4) Mattison JA, Roth GS, Beasley TM, et al. Impact of caloric restriction on health and survival in rhesus monkeys from the NIA study. *Nature* **489**:318-21, 2009

5) Mattison JA, Colman RJ, Beasley TM, et al. Caloric restriction improves health and survival of rhesus monkeys. *Nature Communications* **8**: 14063, 2017

6) 北村明彦, 新開省二, 谷口 勝, 他. 高齢期のフレイル, メタボリックシンドロームが要介護認定情報を用いて定義した自立喪失に及ぼす中長期的影響：草津町研究. 日公衛誌 **64**(10)：593-606, 2017

7) Strandberg TE, Stenholm S, Strandberg AY, et al. The "obesity paradox," frailty, disability, and mortality in older men：a prospective, longitudinal cohort study. *Am J Epidemiol* **178**(9)：1452-60, 2013.

8) Zaslavsky O, Walker RL, Crane PK, et al. Glucose levels and risk of frailty. *J Gerontol A Biol Sci Med Sci* **71**：1223-9, 2016

第8章 从国际视点审视日本营养

一、"真的在日本召开了国际会议"

2008（平成20）年9月8日，第15届国际营养师会议（15th International Congress of Dietetics，ICD 2008）在横滨国际平和会议中心开幕。会议的主题是"为了人类的健康，全世界的营养师要齐心协力"。来自57个国家的8028人参加了此会议，日本最大的国立国际会议中心挤满了参会者。舞台上摆放着参会国的国旗，随着严肃的音乐，介绍ICD的意义和历史的视频一经播放，会场充斥着兴奋。从前一天18点起，在大讲堂的海洋厅中举办了欢迎会。尽管外面下着倾盆大雨，但在容纳远超预定参加人数的会场中，有敲打日本鼓的，有演奏爵士乐的，还出现了跳舞的人，这是一场洋溢活力的欢迎会。

日本 ICD 开幕

前一天的大雨仿佛不存在，当天早上，晴空万里。8 点 30 分，ICD 终于在日本拉开了帷幕。巨大屏幕上展示出举办的文字，台上有国际营养师联盟（International Confederation of Dietetic Association，ICDA）的理事、主办国相关人士，并且在其身后陈列着各参会国的国旗，57 名各国代表在国旗前就座。继 ICDA 日本代表理事坂本元子、ICDA 会长桑德拉·卡普拉致辞后，我作为主办国的代表发表了致辞。我在致辞中表示，因贫困而导致的营养不良和因经济高速发展导致的富裕人群营养过剩问题在全世界并存。此外，各发达国家中虽然有富余的粮食，但患者、老年人、还有年轻女性中的新型营养不良问题越来越严重，为了解决这些问题，需要由各国的营养相关人员面对面（face to face）进行国际交流。实际上，本届会议的会徽由世界知名插画家和田诚（妻子是料理研究家平野雷米）设计。其中包含的意义为"虽然进入了全世界通信技术进步的时代，但最重要的是人们面对面交流"（照片 24）。

开幕式上的英语致辞我斟酌了约半年时间，在会议 1 个月前就已经写好。

即兴的开会宣言

但是，随着正式会议的临近，我无意中感到准备好的致辞不够充分。主要是因为在这约 30 年间梦中所描绘的舞台上，我找不到可以表达我强烈想法的词句。即使到了 1 周前，到了 1

天前，也想不到合适的语言。我想所谓"自己的想法和感觉超越了语言的限制"就是指这样的状况吧。

开幕式当天早上，我下定决心，"不做任何决定就这样站上讲坛，顺其自然发言吧"。心想，到时无论说日语或英语都可以。

一步步踏上舞台的台阶，走上大舞台，突然映入眼帘的是坐满会场的参加者集中于我身上的视线。我心想"这是如此美丽的风景啊！"灵机一动说出口的话语是"诸位请看，真的在日本召开国际会议了"。会场响起了热烈的掌声，声音逐渐扩大，响彻大厅。

结束后，许多人说到"凭那一句话就明白了你所有的感触"（照片25）。

之后，收到了厚生劳动大臣、神奈川县知事、横滨市长的祝贺。

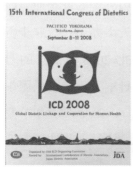
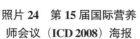

照片 24　第 15 届国际营养师会议（ICD 2008）海报

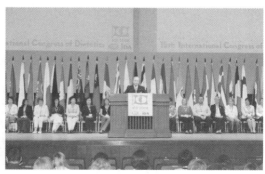

照片 25　开幕式

充实的 ICD 2008

　　主旨演讲是由伊藤正男（理化学研究所脑科学综合研究中心特别顾问）主讲的"进食的价值——大脑如何判断"，伊藤简单易懂地说明了营养与大脑机能的关系。作为 ICDA 研讨会，举行了"伦理纲领和基准、教育和活动"，在会议期间，共有教育演讲 12 场，座谈会及研讨会 34 场（临床营养学 6 场、公共营养学 3 场、预防医学、流行病学 2 场、食品 2 场、营养学全域 5 场、餐饮服务 1 场、营养教育 4 场、以营养为中心的医疗、制度、政策、行政 2 场、人类环境和营养 1 场、赞助研讨会 7 场、汇选 1 场），日语会议 5 场，作为一般演讲题目，口头报告约 90 场、海报报告约 640 场，会议成为了适合发表研究和自我钻研的场所。

　　展示会场内，设置了 52 个日本企业、团体展位、5 个海外企业展位、日本营养师会的营养护理站以及 47 个都道府县的展位，会场一角还设置有厨房区域，国内外的 6 家企业、团体每 2 小时循环表演 9 个舞台节目。第 7 天举办了"营养步行（Nutrition Walk）2008"，1000 人戴着"ICD 2008 横滨"的号码布，行走在横滨街头。第 8 天举办了由日本爱乐交响乐团举行的"夜间演奏会"（横滨港未来 21 大厅），第 9 天举办了宴会（横滨环太平洋酒店，现横滨湾东急大酒店），此外还有巡游江户老街以及镰仓等活动。

　　在闭幕式上，执行委员会委员长山本茂向参会者表达了感谢之意，ICDA 加拿大代表理事玛莎·夏普就 ICDA 的发展历史、组织、使命、今后的活动等进行说明，为大会拉上了帷幕。

二、申办国际会议的决心

"ICD 2008 横滨"非常成功地结束了。但是，其道路并不平坦。该会议于 1950 年在荷兰（阿姆斯特丹）诞生，在四年一度的奥运年里，以从事营养学实践活动的营养师和营养学者为中心举办。营养学相关的国际会议有国际营养学会议（International Congress of Nutrition，ICN）。相对于 ICN 是营养学基础研究的会议，ICD 可以说是营养学实践研究及其专业人员的会议。在华盛顿第 5 届大会上有肯尼迪（John F Kennedy）总统出席，在巴黎举办的第 10 届大会上，时任巴黎市长的希拉克（Jacques Chirac）出席，在爱丁堡举办的第 13 届大会收到了来自伊丽莎白女王（Queen Elizabeth II）的祝贺。在我国举办如此高级别的营养国际会议是十分光荣的事，申办过程也经历了漫长的艰难险阻。

成功申办的艰难险阻

我下定决心想将该国际会议申请在日本举办，梦想实现的开端是 1980 年在圣保罗举办的 ICD。那日 ICD 理事会结束后，我与参会的日本营养师会会长森川原一起回旅馆。

"中村先生，理事会中有人推荐 8 年后在日本召开 ICD。"巴西国内有很多来自日本的移民，会议整体气氛也在帮日本打气，这是来自当时巴西营养师会会长的推荐。

我建议说："会长，如果在亚洲举办的话，第一个举办地应该是日本。我们一定要做啊。"

然而，森川原会长说出的话却令人大感意外。

"很遗憾，日本营养师会既没有举办国际会议的财力，也没有语言能力。"

之后，我始终无法忘记森川原会长当时落寞的表情。从那时开始，我就开始考虑无论如何都要将这个国际会议申办至日本。会议结束后，我去了世界遗产马丘比丘。下山前往车站时，天气突变，下起了大雨，电车停运了。在车内等待时往外面一看，有一位少女站在线路内铺着的砂石上，浑身湿透，向我们献花。因为倾盆大雨无法开窗，她光着脚将花举过头顶，一直在那里不肯离开。即使向她挥手示意"不会买的，快走吧"，少女也一动不动。

申办的决心

坐在我面前的森川原会长夫妻反复多次说："我们在战后贫困时，也曾经历过同样的辛苦。只要努力就总有一天会好起来的。"我只能默默地听着。我们出生在日本，通过经济发展摆脱贫困，但她出生在这个贫穷的村庄不是自身的选择，我认为这个孩子是没有责任的。之后，这个经历成为了我向国际做出贡献的原点，成为了申办该国际会议的原动力。

三、会议包上的红色玫瑰

败给菲律宾

申办 ICD 不是简单的事。

日本首次正式发起申办是 1983 年在巴黎举办的 ICD 总会上。那时候，意料之外的对手登场了，是菲律宾的马尼拉。当时，菲律宾的马科斯政权崩溃，进入阿基诺（Corazon Aquino）总统时代，她是首位女性总统，国际知名度和人气都很高，并且对营养问题也很关心。国际营养师联盟的最大赞助商——美国营养师协会也支持阿基诺政权。此外，当时日本正处于经济快速发展时期，*Japan as Number One*：*Lessons for America* 成为最畅销的书，日本经济席卷世界，日本人在全世界昂首阔步。我们也相信"日本不可能会输给菲律宾"。

结果，以一票之差输了。

我当时不是日本营养师会的国际负责人，没有参加选举的代表会议。据参会者说，日本带了许多土特产，并发表了介绍战后发展的演讲。与之相对，菲律宾代表表示"我们没钱带来豪华的土特产，但我们衷心欢迎各位"。会议结束后，当时的 ICD 执行部建议，如果日本真的想申办会议，应该做出更多的国际贡献，我作为日本人首次被选为国际营养师联盟的理事。

之后，理事会在全球各处召开，我过起飞遍全球的生活。成为国际营养师联盟理事所得到的最大收获，是与 3 位今后撼动世界营养的重要人物成为了朋友。他们是英国的艾琳（Irene Mackay）会长、澳大利亚的桑德拉（Sandra Capra）会长以及加拿大的玛莎（Marsha Sharp）会长（照片 26）。艾琳成为了欧洲营养师联盟的理事长，桑德拉和玛莎各自成为了 ICDA 的理事长。当时，可以说包含我在内的 4 个人决定了世界实践营养的方向性也不为过，其他 3 个人亲切地称呼我为"丁次"。

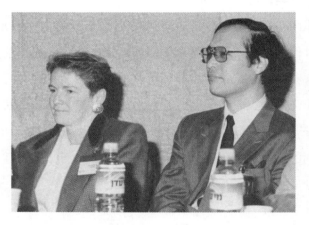

照片 26　加拿大营养师会的玛莎会长（左，时任）和作者（右）
玛莎会长之后成为 ICDA 理事长，是世界营养师活动的中枢

对澳大利亚的压倒性胜利

2000 年 9 月，命运的时刻到来了。第 13 届 ICD 在苏格兰爱丁堡召开，代表会议中正式发起日本申办 2008 年第 15 届大会之事。对手是桑德拉任职会长的澳大利亚悉尼。那一年，悉尼有奥运会，全世界都在关注悉尼，日本处于绝对不利的位置。演讲中陈述了至今为止日本的国际贡献实绩、日本营养改善的

成果，并且横滨是国际都市，是在欧洲也非常受欢迎的世界杯决赛举办地。选举在 3 天后进行，期间两国进行申办对抗活动。

　　原本充满力量的澳大利亚桑德拉会长的申办活动就很有魄力，但日本这边参加会议的全员也很热心地进行申办活动。准备了铺满红毯模仿茶室的摊位，发放海报和手册以及小物品，还进行了抹茶仪式。在申办对抗活动接近尾声的时候，英国的艾琳会长（照片 27）和加拿大的玛莎会长悄悄地小声对我说"会支持你的"。

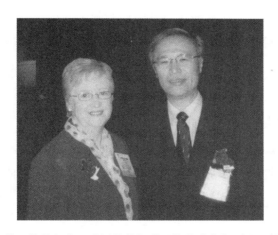

照片 27　英国营养师会、欧洲营养师联盟的艾琳会长（左，时任）和作者（右）

胸前的红色玫瑰配在了会议包上

　　第二天，我带着紧张的心情参加代表会议。踏入会场时，看到了难以置信的情景。原大英帝国相关国家的代表都在自己的会议包上配了红玫瑰。似乎在前一天，相关国家代表聚在一起，决定支援日本，作为证明，约定选举当天在会议包上配玫瑰花。

会场中，我的正前方坐着澳大利亚的桑德拉会长。选举结果是日本的压倒性胜利。桑德拉没有回头，就把手挥向后方说"恭喜"。我无意间看向她的脚边，发现还准备了香槟。似乎是有取胜的自信，在现场就打算开瓶庆祝胜利。参加爱丁堡会议的全体日本人都欢天喜地。

忙碌于准备的日子

到日本召开大会还有 8 年时间，其准备工作之艰辛超乎想象，各个委员会反复多次召开会议。我个人也在专门举办国际会议的顾问公司参加了讲座，了解到需要准备的事如山一样多。需要操办的事情实在太多，所以在讲座最后提问到"为了举办成功，到底什么才是最重要的？"

答案实际上很简单。

"那就是钱，能筹集到多少资金决定了能否成功。"

我和日本营养师会都被戳到了痛处。虽然并不擅长，但也理解为了成功这是必须的事，因此下定决心成为"守财奴"。一有机会就向相关人员低头，向企业相关人员求助，向会员说"如果会员不团结这个国际会议是不会成功的。作为其证明，请全员每月支援 10 日元"，在总会中请求大家的支援并获得了认可。因为我认为不让别人看到自己亲自出钱的姿态，其他人也不会来支援。或许行之有效，赞助商比预想要多，1000 万日元的黄金赞助商中，有养乐多总社、味之素株式会社、大冢制药、可果美株式会社等响应号召，资金筹集如火如荼。

四、无数次碰壁

准备期间，多次出现意见无法统一的情况，项目无法统一、演讲者无法决定等，问题堆积如山。此外，我也面临了个人的大问题。

克服生命的危机

2003（平成15）年，我从圣玛丽安娜医科大学医院跳槽至现在的神奈川县立保健福祉大学。这个大学作为神奈川县21世纪计划的一环，以培育应对老龄化社会的医疗保健福祉人才为目的，设立于横须贺市。我从大学开办日的2年前就开始参加准备工作，这与国际会议的准备工作重叠，繁忙的日子接连不断，每天如同暴风雨一般。2003年4月，神奈川县立保健福祉大学可喜可贺地开学了。但是之后我的身体出现了问题，利用5月连休住进了医院。住院最初的诊断是重度缺铁性贫血，但在不清楚贫血原因的情况下，身体一恢复就先出院了。虽然反复就诊，但状态没有改善，所以去了血液内科就诊。2004年3月12日，被告知的诊断是"恶性淋巴肿瘤"，也就是收到了"癌症"的宣告。我立刻向医生恳求。

"医生，请让我活到2008年。"

但医生没有明确回答。

之后，再次住院接受放射治疗。这时癌症还没有扩散，我被告知患难治性十二指肠溃疡。日本营养师会会长（时任）藤沢和理事长（时任）花村来看望我。我想一定要告诉他们实情，于是便突然卷起 T 恤，将用记号笔记录放射线照射位置的腹部给他们看。我还记得当时两人瞠目结舌的表情。所幸，似乎是放射疗法有效的癌症类型，好歹撑到了国际会议，甚至到今日。

2004 年在芝加哥，美国和加拿大共同举办的第 14 届 ICD 开幕。因为是横滨会议的前一届，我着手准备了"ICD 横滨 2008"的参会邀请和作为下一届主办国的致辞。当时，小泉纯一郎首相不仅在日本，在国际上也极其受欢迎。虽然我觉得不太可能，但还是向政府申请，咨询芝加哥会议上能不能播放首相的欢迎致辞视频。令人惊讶的是居然成功了。

追求完美的小泉首相（时任）

2004 年 5 月 13 日，我同拍摄组一起前往首相官邸。小泉首相带着 5 个保镖和检查英文的专家进入准备好的房间。我本以为 1 ~ 2 次就能结束，20 分钟左右，但首相反复多次修正，在能接受前不断重复，我不得不对他追求完美的态度感到敬佩。每次修正都需要调整时间，每一次我都能和首相聊天，就横须贺当地的事情相谈甚欢。拍摄总算结束了，但之后首相的计划也被打乱。第二天，报纸上的"首相的一天"记载了此事，我赶紧去了官邸道歉。

在芝加哥的 ICD 总会上，作为下届主办国，我致辞结束后，会场播放了小泉首相（时任）的录像。会场充满热烈的掌声，从国际联盟理事处收到了"丁次，干得好"的表扬。

与这种表面上的华丽不同，我也品尝到了暗地里的可悲现实。

在芝加哥会议上，作为下届主办国，预定在展示会场上展示充满日本特色的热闹场景。生怕当天来不及，我在前一天就和负责的人员一起前往会场，喜不自禁地布置场地。成果超出预想，大家满足地回了旅馆。

五、介绍日本的营养改善历史

在准备 ICD 的时候，有件事从以前就想告诉全世界人民。那就是日本人是世界第一长寿国的理由。当时，外国兴起了日本饮食风潮，在杂志和报纸上都有报道。很多内容是介绍对健康有益的刺身、天妇罗、寿司、豆腐、纳豆、味噌汁等传统食品和料理。对于这样的报道我感到不对劲，认为必须让世界人民正确知道"为何日本成为了世界第一长寿国"。

在这次国际会议上，我组织了座谈会"Health and Nutrition Policy of Japan-Why do Japanese live long ？"

从短命国到长寿国

作为演讲者的一员，我发表了如下内容。

从营养学管理的角度来看，传统的日本饮食低能量、低蛋白、低脂肪、低维生素和矿物质，在发起饮食欧美化运动以前，很多日本人都为营养缺乏症所烦恼。新生儿死亡率高，孩子的生长发育和体格都很差，抵抗力弱，还会患上很多传染病，结果就是短命。在这种情况下，以营养相关人员为中心，积极改善营养，通过高速的经济增长脱离贫困，粮食情况得到好转，通过引入欧美的畜产加工食品，从低营养状态中解放。其结果是，婴儿死亡率、传染病以及来自中风的死亡率减少。也就是说，日本通过经济发展摆脱贫困，着手营养改善运动，通过自己的努力创造出了营养平衡优秀的日本饮食（表8-1）。

座谈会结束后，听会的美国营养学者说道"我清楚理解到日本的营养改善归功于政府制定的完善的营养政策，国民信任，在营养师的认真指导下取得成功，因此成为了长寿国。

表8-1　日本营养改善的要点

1	偏重主食的饮食简朴时代，日本人为蛋白质、必需脂肪酸、各种维生素和矿物质不足所烦恼，多种营养缺乏症（脚气病或夜盲症等）发生。
2	低营养导致婴幼儿死亡率高，因没有抵抗力，患结核病等传染病导致众多人死亡。
3	低营养加上过量摄取盐，因高血压、脑中风以及胃癌等死亡的人也多，当时的日本人寿命较短。
4	制定基于营养学的优秀营养政策，作为国民运动改善营养，在家庭、地区以及学校、医院、企业等，由管理营养师、营养士等实行积极的营养指导。
5	其结果是，向低营养饮食中适度导入高营养欧美饮食，解决能量和营养素摄入过多或不足的问题，形成营养平衡优秀的日本饮食。
6	日本人跨越了来自贫困的低营养和由于高速经济成长带来的营养过剩，创造了世界第一长寿国。

日本的营养改善调和了低营养密度的传统日本饮食与营养丰富的欧美饮食。也就是说，在学校、医院、职场以及地区，通过管理营养师、营养士进行营养指导、教育，在适度欧美化上踩刹车，形成了适度调和的日本饮食。我认为，这件事对于急速高度经济发展所导致的消瘦和肥胖同在的"营养不良双重负荷"而受苦的亚洲、非洲各国有很大的参考意义。现在日本人通过营养平衡的优秀饮食来维持世界第一长寿国，不是因为传统饮食本来就优秀，而是经由营养改善，通过自己的努力铸就了优秀的日本饮食。

在战后粮食不足的时代，为了向有未来的孩子们优先提供进口粮食，活用了学校供餐。在乡村被称为"餐车"，将转让而来的巴士后部改造成厨房，营养士和作为志愿者的饮食生活改善推进员在车上，跑遍日本大街小巷，宣传合适的食品选择方法和烹调法，同时普及营养知识（照片7）。另外，在仅靠饮食改善还不充分的时代中，开发、普及像"鱼肝油"这种补充剂和添加维生素 B_1 的"强化米"，积极改善营养。

饮食改善和营养政策以及 Japan Nutrition

无论在什么国家，贫困层中都会出现维生素、矿物质不足的状态，其中维生素 A 缺乏症非常严重。由于这个原因，很多孩子失去了视力。在日本，饮食改善的同时引入"营养强化食品制度"，从而解决了夜盲症和脚气病。在 20 世纪 60 年代，战后营养失调基本解决，找不到第二个在如此短时间内解决了战争导致营养失调的国家。日本通过营养状态的改善培育健康优秀的年轻人，他们成为承担之后到来的高速经济成长的优秀人才，日本也成了在奥运会上取得诸多奖牌的国家。

饮食过度欧美化会导致能量摄入过量，肥胖、生活习惯病增加，作为其预防对策将《营养改善法》改为《健康增进法》，推进"健康日本 21""特定检诊、特定保健指导"，进一步制定《食育基本法》，从团体教育和个别教育两方面进行营养教育，对过度欧美化踩刹车。

这一系列的日本措施被统称为"日本营养（Japan Nutrition）"，我认为应该作为世界营养发展的模板。

六、大家感动了

ICD 2008 的闭幕式

"ICD 2008 横滨"在所有会场都爆满的盛况下迎来了最后一天。在闭幕式上，执行委员会委员长山本茂表达了对参会者的感谢之意，ICDA 加拿大代理理事玛莎·夏普就 ICDA 的发展历史、组织、使命、今后的活动等进行说明。作为下一届会议 2012 年在悉尼召开的象征，将 ICD 旗交给了澳大利亚代理事桑德拉·卡普拉。

在 ICDA 美国代表理事罗恩·摩恩（Ron Moen）、ICDA 英国代表理事卡罗尔·米德鲁顿（Carole Middleton）、ICDA 丹麦代表理事玛丽安·索伦森（Mary-Ann Sorensen）的致辞后，最后我向全体人员发表了感谢致辞。

实际上，闭幕式开始前 3 小时，我还在与致辞内容的编写做斗争。面对着计算机，写下了本届会议主题"从饮食与营养观点实现和平健全的 21 世纪"，向参会人员、相关人员协助表达感谢。然后，我在文章最后开始打出"2008 年，在此横滨，向着世界营养问题的解决，请绝不要忘记我们认真磋商的这 4 天"。于是，安心的情绪和 30 年来的回忆如走马灯一样回荡，眼泪涌出，无法再打出一个字。想到在这种情况下，有可能站在讲台上会哭出来，就先去厕所哭干了眼泪，让心情平静下来。

但是，这个努力也徒劳无益。

尽情哭泣

登上讲台，到闭幕式致辞的最后阶段，我忍不住，人生首次在大众面前放声大哭。对于从小就被教育男人不能在别人面前哭泣的我来说，完全是情不自禁。但是，这时候我感受到了不可思议的快感。忘记羞耻心，心情变得舒畅。如果是这样的感受，无论别人怎么想我都决定要尽情哭个够。虽然在尽情哭泣，我也看到了一起流泪的参会者的脸。现场掌声响起，声音逐渐响彻全场。

走下讲台，细谷老师立刻过来对我说："这是至今为止我参加的国际会议中最感人的。"我从许多人那里得到了慰劳和温馨的话语。最后，播放了回顾会议的视频，参会者认真学习的身影、享受活动的笑脸一个接一个放映出来，感动的终曲为大会拉上了帷幕。这是耗费我自己将近一半人生的国际会议，是让参会者全员陶醉的国际会议。

国际会议申办、举办贡献奖领奖

会议结束的第二天，我像往常一样在站台等候电车时自然地哼起了歌。已经好多年没哼歌了，当时哼的歌曲是开幕式休息期间，全员做体操时播放的"微笑"，成为了难忘的歌曲。真的是终于能卸下长久以来的重担了。

2009（平成 21）年 12 月 9 日，因平成 21 年度举办的国际会议运营优秀，我从日本政府观光局获得了"国际会议申报、举办贡献奖"（照片 28）。

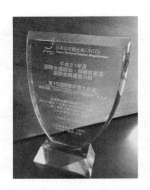

照片 28 国际会议申报、举办贡献奖
日本政府观光局，2009（平成 21）年 12 月 9 日

七、对亚洲的贡献

我认为日本在全世界也是营养改善最成功的国家。也是通过这件事验证了长寿国是能够建设的。通过 2008（平成 20）年召开的 ICD，我了解到不应单单夸耀这个事实，而是应将这个方法传达给全世界的人民，让所有人一个不落地将健康长寿之事作为目标。这才是人类营养学的目的。

发展中国家的营养状况

在亚洲、非洲这些发展中国家中，低营养导致的饥饿和儿童生长发育迟缓还未得到解决，而一部分富裕人群却在为肥胖和糖尿病所烦恼。以前，在某个国际会议上从非洲代表口中听到如下内容。

"儿童们因为没东西吃而营养失调致死。被家务压迫，也无法去学校，就算去了，营养状况不好，学习成绩也没办法提高，无法培育出优秀的人才。不培育优秀人才，国家经济无法发展，也不会变得富裕。因不富裕买不起粮食，营养失调无法解决。国家无法从这个恶性循环的地狱中爬出来。"

国外各发达国家对亚洲、非洲各国进行经济支援、粮食支援以及农业技术支援。但是营养问题始终无法得到解决。就算解决了经济问题或粮食问题，只靠经济发展，难免产生社会经济差距，留下贫困人群的饥饿或营养失调症未解决的状况，增加富裕人群营养过剩导致的肥胖或非感染性疾病，这会带来巨大的医疗支出。在国家经济发展过程中，随着食品加工技术的进步或进口食品的增加，能够低价购买到糖类或脂肪含量较高的高能量食品，贫困层也会出现新的肥胖问题。

事实上，曾经同样有个国家由于多次战争导致经济崩溃，因敌国的轰炸，国土变为废土，失去所有资源。那就是日本。

日本同亚洲、非洲诸国一样，经历过严重的贫困和粮食不足。缺少天然资源的日本或许条件更为恶劣。但是日本在战后不足20年的时间里，通过政策和国民的努力，解决了低营养问题，实现了高速经济增长，一时之间甚至被称为"Japan as number one"。这个奇迹包含了诸多因素，但有一点毫无疑问可以说是日本的特征，那就是从发展中国家到现代国家以及成为稳定富裕国家的过程中，日本将营养问题作为国家政策认真对待。制定《营养改善法》这一法律，制定应进行营养改善的制度，大力培养承担该业务的管理营养师、营养士，将他们作为职业人群配置在社会的每个角落。受营养不良所苦的多个发展中国家中没有营养士这一职业人群，即使存在，其数量也很少，无法实施国家营养政策的情况很多。也就是说，保证国民生命健康、提高国民营养状态的具体措施很少。反之，日本自经济发展开始前，就致力于改善营养，提高国民健康状态，因此优秀人才辈出，这件事提高了劳动生产力，成为了国家发展的基石。

营养师培养的国际贡献

从我在圣玛丽安娜医科大学工作时起，作为国际医疗技术财团（Japan International Medical Technology Foundation, JIMTEF）事业的一环，就接收过来自菲律宾、印度尼西亚、泰国、柬埔寨、非洲的营养师到此研修。成为神奈川县立保健福祉大学的教师之后，我也一直在考虑国际贡献的必要性。2015（平成27）年之时，大学的前辈十文字学园女子大学教授山本茂联系到我。他说要在越南的河内医科大学设立管理营养师培养课程，问我要不要参与。越南由于同美国长期激战，粮食状况恶化，因能量、蛋白质营养不良、缺铁性贫血、低身高、维生素缺乏症等所苦恼。医院供餐不完善，也未实施营养管理。虽然有实施营养疗法的专业营养医生，但没有管理营养师。

与其他发展中国家相同，越南也通过经济成长，粮食状况逐渐好转，贫困人群和农村还残留着营养不良问题，而富裕人群和都市发生了营养过剩问题，国内发生了由于营养不良导致的消瘦、低身高、贫血，以及由于营养过剩导致的肥胖、糖尿病、动脉硬化混合的"营养不良的二重负荷"。

2014年3月24日，在河内，河内医科大学、越南国立营养研究所、神奈川县立保健福祉大学、十文字学园女子大学、日本营养师会缔结了管理营养师课程设立相关的五方协定（照片29）。味之素株式会社在河内医科大学开设课程，在协助准备设立新学科据点的同时，还协助设定了国家职业代码。在开设准备阶段要得到官方支援非常困难，因此越南接受了日本营养士会的经济支援。为了让医院供餐现代化，还需要发展食品卫生管理，花王株式会社对毕业后在神奈川县立保健福祉大学研究生院学习的留学生设立了奖学金。神奈川县厅支援河内医科大学教师在日本的研修，国际协助机构（Japan International Cooperation Agency，JICA）对毕业后在医院工作所需要的临床营养和供餐手册的编著提供了支援。在河内医科大学的演讲由日本讲师用英语上课、越南教师翻译成越南语而实施（照片 30）。

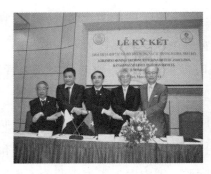

（协定的五方）
河内医科大学
越南国立营养研究所
十文字学园女子大学
神奈川县立保健福祉大学
日本营养师会
（协助）
味之素株式会社
花王株式会社
神奈川县
JICA

照片 29　河内医科大学管理营养师培养相关的五方协定（2013 年）

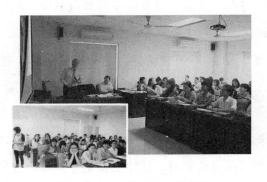

照片 30　在河内医科大学授课

这次我们通过所谓的产、官、学合作，在发展中国家支援专业人员的教育、培养，100% 出口日本管理营养师制度，在海外创设营养师这一职业。翻译课程和教科书，派遣约 30 名教师和相关人员授课、实习。教师们虽然对用英语编著课本和上课感受到有压力，但被越南学生们的热心和优秀程度以及细心体贴所感动，没有一人感到不满。随着次数的增加，对用英语上课的抵触感也消失了。上课结束后，大家说"我们想向老师送礼表达感谢，但没有钱买"，然后将练习好的歌声作为礼物送给了我。当时得到的铅笔肖像画成了我的宝物。课上没有一人睡觉，也没有一人说悄悄话，大家睁大双眼，专心听讲的姿态，让人想起了对背负国家、相信未来的年轻人的教育原点。日本教师被河内医科大学授予了"客座教授"的称号。

　　当时，社会上对营养学和营养士的理解还不够，本科毕业后，这些年轻人有到国内或海外研究生院上学的人，也有去医院或行政机构就职的人，职责虽不明确，但今后他们在越南一定会成长为公共营养、医院供餐或临床营养管理、健康饮食、饮食疗法、学校供餐创设以及营养学研究的领导者。我相信在越南播下的一粒种子，像日本营养走过的道路一样，一定会萌发新芽，盛开花朵。

八、仅靠发展经济无法解决营养问题

柬埔寨调研

2017（平成29）年1月15日至20日，作为JICA支援的"营养改善事业推进平台（Nutrition Japan Public Private Platform，NJPPP）"一环，我前往柬埔寨调研和演讲。同其他亚洲地区一样，这里也是由于经济急速成长，富裕人群的饮食得到了改善，但贫困人群的低营养问题仍旧被搁置。首都金边推进的经济特区里，日本企业进入发展，当地许多年轻人作为劳动者（worker）工作。劳动者中有很多来自农村的贫困年轻人，因为营养不良而没有体力，一直站着工作就会倒下，无故缺勤的人也很多。据当地医生说似乎是因为缺铁性贫血。人们也没有改善饮食的意识和知识。预防贫血需要摄入含铁、蛋白质、维生素 B_2、维生素 B_{12}、叶酸、维生素 C 等较多的食物，但他们吃到这些食物的机会很少。

我从当地经理处听到了感兴趣的话题。当初到柬埔寨发展时，据说劳动者们投诉"我们在工作中倒下是因为当地社长不向神祈祷"，于是公司赶紧建造了神龛。将倒下的人带去医院，他们被诊断为缺铁性贫血后，公司认识到改善饮食的必要性，因此向劳动者发放了伙食费。但是，他们都把钱寄回故乡，缺餐的情况并没有改善。我提议就算稍微花点经费，也要在工作场所建立能摄取高营养价值饮食的供餐系统。我向负责人说明，如果饮食得到改善，就能提高劳动者的健康状态，这样能改善劳动人员的劳动生产力，也能给公司带来利益。

实际上，在日本明治、大正年间，工厂劳动者的营养改善也曾成为重要问题，当时存在"劳动营养学"这一领域。公司雇佣营养士，为了让劳动者能够承受一定的劳动强度，在工厂内建立食堂，实施菜谱改善和营养教育，其经费作为职员福利厚生的一部分发放。也就是说，日本建立了幼时有学校供餐、工作后有职员食堂、能持续吃到营养平衡优质饮食的社会系统。该系统能产出优秀人才，在该工厂制造的工业产品，作为高品质故障少的"Made in Japan"受到来自世界的高度好评。

从发展中国家的有识之士和指导者口中听说过随着经济发展、国民收入增加，饮食就会变丰富，能量问题就能被解决这种说法，金边也是。街头漂亮的咖啡店和餐厅逐渐增加，饮食内容也开始欧美化。这一现象在哪个发展中国家都能见到，饥饿和某种程度的低营养问题得到解决。但是，没有积极营养政策的经济发展，通过饮食欧美化，营养问题就只会从营养不良向营养过剩转移，引发新的营养问题。变为营养过剩问题时，生活习惯病等非感染性疾病会增加，医疗费以及护理费增加会成为更大的社会问题。此外，由于对经济差距和健康意识和知识存在偏见，年轻女性和老年人好发营养不良，会引起多种营养问题。因此，即使经济、产业、文化得到发展，也绝不会发生营养不良得到自然解决这种事。我认为，如果不设立以该国饮食文化和饮食环境为基础、将粮食政策、健康政策以及经济政策包含在内的独立"营养政策"，则无法实现国民健康幸福。也就是说，综合的营养政策是有必要的（表 8-2）。

表8-2　针对发展中国家的营养措施提案

1	营养学研究、教育的发展
2	营养行政的发展和营养政策的立案、实施
3	对国民全体的营养、卫生教育的扩大
4	国民营养调查和饮食、营养摄取基准的制定
5	健全学校供餐、产业供餐、医院供餐等团体供餐的营养管理、卫生管理
6	患者临床营养管理体制的构筑
7	适当的粮食、食品的生产、制造、流通、销售、消费
8	以补给营养、降低疾病风险为目的的特别用途食品的制度化、制造、普及、销售、消费
9	营养、健康声明的实施
10	营养研究者、营养专业人员的培养和应用

在 Nature 上的介绍

2016 年，令人难以置信的采访上门了。我们的活动被刊登于 *Nature* 国际版，介绍给全世界（照片 31）。

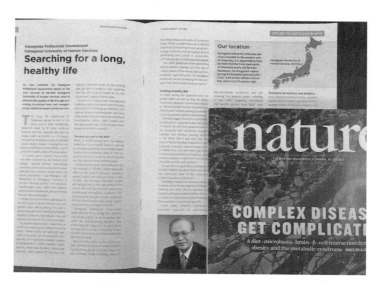

照片 31　*Nature* 国际版的介绍文章

资　料：Searching for a long，healthy life，Spotlight on Food Science in Japan. Nature 534：12-3，2016

参考文献

1) Program Book，15th International Congress of Dietetics，2008
2) Searching for a long，healthy life，Spotlight on Food Science in Japan. *Nature* 534 : 12-3，June 2016

第9章 最前沿的科学技术与贴近人心的营养咨询

一、Society 5.0 和营养

日本政府在 1995（平成 7）年设定了《科学技术基本法》。每 4 年制定"科学技术基本计划"，是为了实行立足于长期视野体系且连贯的科学技术政策。迄今为止，制定了第 1 期（平成 8—12 年度）至第 4 期（平成 23—27 年度），根据这些来推进科学技术政策。2016（平成 28）年 1 月 22 日，内阁会议决定了第 5 期基本计划，现在正在根据其内容推进科学技术政策。在这些基本计划中，Society 5.0 被提倡作为今后应实现的社会功能。

目标的社会

"所谓 Society 5.0 是指，通过网络空间（虚拟空间）和物理空间（现实空间）高度融合的系统，解决现代社会面对的问

题的同时，实现以人类为中心的经济发展的社会"。也就是说，将来自现实空间的庞大信息在虚拟空间中汇集，利用人工智能（AI）来解析大数据，将该解析结果通过各种形式反馈给在现实空间中生活的人们，让社会生活变得便利快捷。

以狩猎社会作为 Society 1.0，之后的农耕社会是 Society 2.0，工业社会是 Society 3.0，信息社会是 Society 4.0，今后以人类为中心的未来社会是 Society 5.0。具体来说，Society 5.0 的目标是通过物联网（Internet of Things，IOT）将人和物品联系在一起，基于各种各样的知识和信息，通过超越人类判断能力的 AI，追求创建一个在需要的时刻由自动机械等将需要的信息提供给人类的社会。现在，将日本面对的少子老龄化、经济停滞、环境崩溃等难题，应用最前沿的科学技术来解决。

AI 的发展

前几天，我在家里打电话预约出租车时，答复我的不是以往客服小姐的声音，而是来自机器人的语音"中村先生，如往常一样希望调度出租车到家的话，请挂断电话等候"。我挂断电话后，AI 从汽车导航中找到出租车的所在位置，指挥离家最近的出租车过来。10 分钟后，和往常一样，出租车来了。

"我是由 AI 指挥过来的。迟早将不再需要调度中心，如果变为自动驾驶的话，连我们也不需要了。"

但是司机也说，在电话里听到机器人语音播放时也有人会挂断，客人数量似乎也一时减少了。也有人说想要听温柔的客服小姐的声音，看来 AI 离被接纳还需要一段时间。

营养的世界中，AI 和自动机械技术也在逐渐渗透。已经有从厨房两侧伸出手臂，听从指挥进行料理的"料理机器人"登场。用智能手机拍摄要吃的菜谱，AI 就能对该照片进行图像识别，调查食品和料理摄取状况，推算摄取量，计算摄取营养量的应用也在销售中。此外，将该推测摄取量与饮食摄取基准或饮食疗法的基准量进行比较，评估营养摄取内容。按照此情况，AI 从已录入的庞大指导意见中选择合适的词语，由通信机器传达给对象人员的方法也逐渐被应用。

我曾被邀请去某创业企业的研究所。在冰箱前面，回答冰箱关于年龄、体格、健康状态、体况、嗜好等问题后，冰箱里的内置 AI 就会解析该对话内容，考虑冰箱保存的食材状况，提案适合的菜谱，这样的高性能冰箱已在开发中。冰箱也会告知料理的制作方法，关于不足的食材还会展示购买手段。便利烹调器具的开发和半成品食品的普及在进一步推进，通过地区的便利店、超市、药店、餐厅、食堂等网络化，消费者能便利获得期望饮食的社会已经近在眼前。虽然这些技术的精度、妥当性以及有效性是何种程度还没有定论，但科学的技术革新必定会给管理营养师、营养士的业务带来影响。

二、人工智能和机器人不是竞争对象

营养和饮食相关人员对于社会的这种变化应该如何应对呢？

有必要尽快讨论这个问题，我认为这件事也将成为营养专业人员能否存留的关键，于是试着整理了需要讨论的论点。

AI 的活用

第一，在 AI、机器人社会中确定能留下的专家，是从事开发这种最前沿技术的研究人员和开发人员。在营养学者和管理营养师中，已有人积极参与开发活用上述 AI 的机器和系统。AI 研究人员和开发人员也期待营养专家的加入，未来或许会诞生 AI 专业管理营养师。

第二，需要熟练使用 AI 或机械，向对象人员或对象团体指导如何简单易懂、快乐地实践营养改善的管理营养师及营养士。也就是通过活用最前沿技术，更确切地实践并实行能取得成效的营养指导专业人员。为了让营养改善成功，基于科学依据实行营养指导最重要，AI 具有解析大量科学数据、提取问题并告知解决方法的能力。但是，只是告知营养改善的方法，并不是改善营养状态。需要遵从解决方法，让对象人员产生实际行动并持续实行，形成新的饮食习惯。所谓新的饮食习惯，是指即使没什么意识和知识，也能选择合适的食品、料理、菜谱，是能反复执行健康饮食行动的状态。比如每天早上起床后刷牙，是作为健康习惯而记住的，不是每次都回忆起刷牙相关知识并有意识地执行。

AI 的特长与短板

在执行营养改善的一连串过程中，活用 AI 的特长就能高效且有效地完成业务。比如，分析对象人员的问诊调查、饮食和营养调查、临床检查等综合问题点，告知解决方法，是 AI 擅长之处。但是，要让对象人员产生实际行动的转变，必须基于个人的人生观、生活观、家庭环境、学习能力、性格、过去习惯等综合判断并进行营养指导。并且，对象人员和指导者之间需要互相信赖，来自不信赖、不尊敬的人或 AI 的建议，无论再怎么科学优秀，也很少有人会根据该建议改变自己长年培养起来的生活习惯。

此外，与人类相比，AI 和机械不会自发积极寻找课题和问题，无法理解对话流向和内涵，具有呆板且顽固的短板。而且，很多人无法对 AI 产生情感上的共鸣，无法让人信赖（表 9-1）。

表9-1　AI和机器人的特征

1	不会自发寻找课题或问题。
2	不设定应做的作业和条件就不会工作。
3	是只解决特定课题的"问题导向型道具"。
4	不会读取话题流向和隐含内容。
5	无法和人类产生情感共鸣。
6	是呆板且顽固不灵的专家。

也就是说，即使知晓这类最新技术的问题点和弱点，也要活用其优点，进一步提高自己的专业性，这才是今后作为专业

人员的生存之道。我认为，在不断进步、发展的现代社会中，保持社会地位并作为专业人员生存下去，不仅需要具备该职业的普遍价值和专业能力，对于社会的变化，让自己转变、去适应的勇气和智慧也是必需的。提倡进化论的达尔文（Charles Darwin）向我们展示了他的思考方式，"生物世界中，生存下来的不是最强的生物，也不是最聪明的生物，而是恰巧适应环境变化的生物"。

围棋的棋士们已放弃同 AI 的战斗，因为明白人类已经无法获胜。但是，年轻的棋士们用 AI 进行练习能变得更强，能让前辈吞下败果，人类之间的战斗变得有趣，围棋界变得热闹。火车和汽车诞生的时候，经常让赛跑选手和马车与其竞争。但是，现在已没有与跑车竞赛的赛跑选手，而是各自分别竞争，给予社会欢乐。把 AI 和机器人当做提高自己专业性的一个工具，在 Society 5.0 的世界中提高专业性是将来的方向。

三、通过营养指导引起行为转变

无论什么样的社会到来，对营养专业人员来说，普遍所需的是成为让人们认为那位管理营养师或营养士可以信赖，见面听他的话、接受指导是很开心的事情。营养指导的目的，不单是在人们面前传达自己所学到的营养专业知识，而是让人们最终能健康幸福地生活，营养知识只是为达目的的一个手段。如果只是营养知识的普及，计算机或 AI 已经在教，包含街头巷尾的虚假信息在内，知识、情报浩如烟海。今后必须要掌握从知识到让人产生行动转变的技术。

行动改变理论

行动改变理论中有几个模型，从营养指导的观点整理如下。

1．刺激控制法　行动因刺激而变化，所以这是增加良性刺激，减少恶性刺激的方法。比如，必须要运动的时候，可以将喜欢的跑鞋放在家门口增加视觉刺激，必须要减肥的时候，可以指导回去路上不要从拉面店前通过，控制刺激。

2．反应妨碍、习惯对抗法　对于不应当采取该行动的强烈诱惑，采用不执行该行动就能解决的处理方式来对应。比如，"总是想吃东西"时，可以指导忍耐 5 分钟，外出散步，做喜欢的事（反应妨碍法）。无论如何都忍不住的情况下，吃低能量的色拉或海藻（习惯对抗法）。

3．行动代替法　这是将不健康的行动取代为健康行动的方法。例如，如果在感到压力时有饮酒、大量吃甜食的习惯，可改为周末去旅游、参与运动等新的健康行动。

4．数据强化法　此方法通过设定行动目标，给予良性刺激。与给动物喂食让其学会技能的方法接近。对于人类，比如半年后体重减轻 5 kg 就可以出去玩、购物等，设定能获得奖励的目标并去实行。

5．认知行动疗法　这是让本人认知到不适当的健康行动或习惯，让其向更合理的思考或行动转型的方法。比如，肥胖者有不经意间每天吃蛋糕的习惯，陷入"意志怎么会这么薄弱，不该吃，太丢人，结果自己做不到"的想法，对自己绝望，让一直有吃东西习惯的人，按照下述流程推进，转变为能采取积极正面的思考和行动的方法。

① 没有甜点的人生很无聊。

② 是否有低能量且美味的蛋糕。

③ 对了，自己用蔬菜来做蛋糕吧。

④ 这样也能同时摄取膳食纤维、维生素、矿物质。

⑤ 大家一起做蛋糕很开心。

⑥ 重复几次后，蛋糕种类也变得丰富，很有趣。

6．自我监视法（self monitoring） 这是将自己的言行和思考方式、心情记录在记录表（work sheet）上，对其进行评价的方法。综合判断对象人员的意欲、知识、学习能力、环境等，理清适合哪种方法，从而进行指导。

7．行为改变的阶段模型 这是 1980 年代前半期，从禁烟研究中得出的模型，人类行动变化有 5 个阶段："不关心期"→"关心期"→"准备期"→"实行期"→"维持期"。为了推进每个阶段，需要把握当时的完成度和问题并实行。

8．助推（nudge）理论 所谓 nudge，是为了引起注意或发送暗号，用手肘轻触别人的意思。助推理论是指"为了让人们自身能自发选择更佳的选项而出手相助的方法"。基于行动经济学的战略中，可以说是无意"提示选项"的方法。比如，不是禁止、限制不健康食品的购入或摄入，而是以构筑能简单选择"正确饮食行动"的环境为目标。

具体来说，在超市中，将健康食品放置于易于拿取的视线高处，在购物车中央贴上胶带，做出放水果蔬菜的专用空间，准备小规格的酒或高糖饮料，开发、普及让人感觉有滋有味的减盐食品。可以说是通过细微的指导或警告，让对方在几乎不会意识到的情况下转型为正确饮食行动并习惯化的方法。

四、人工智能无法做到贴近人心的营养咨询

AI 绝对无法做到的来自管理营养师、营养士等的营养咨询是什么样的呢？要让患者感到咨询很开心，还想再见面的专业人员要怎么做才好呢？

我认为超越 AI 或机器人的关键可能就在这一点。虽然已经开发出通过 AI 进行营养咨询的软件，但听开发者说，AI 出具的意见属于模式化意见，咨询 2～3 次后使用者就会厌倦。

在营养咨询开始的时候，我也因同样的事情烦恼过。即使患者在最初的 1～2 次会来，但也无法持续。到底要进行什么样的营养咨询才好呢？但是，当时没有针对个人的营养咨询教科书和参考书。营养指导的目的是将营养的正确知识简单易懂地教授给对象人员，具体来说就是选择正确的食品、菜谱制作方法以及指导烹调技术。之后，越是实行营养咨询，就越是只能教育患者写在教科书上关于知识和技术之类的内容，我认为转型为新的饮食习惯非常困难。

特别是发现，对于当时逐渐增加的因过度减肥而导致厌食症的患者完全束手无策。厌食症患者具有比常人更多的营养知识和坚强意志，确切执行减肥计划，结果却引发了营养失调。而且，他们偏颇的知识扩展到信念，从而采取了异常的饮食行动，在对他们的治疗中，仅靠知识纠正行动的方法论是无效的。苦恼过后，我咨询了同样在圣玛丽安娜医科大学医院工作的深沢道子小姐，她是一位曾经活跃于医疗个案工作的开拓者。所谓个案工作者，是对患有精神、身心、社会问题的人进行咨询、援助的专业人员，掌握基于心理学的高级辅导技术。我在接受她的建议的同时，阅读了辅导书籍，考虑将这些技术应用于营养咨询。然后，我注意到营养咨询中重要的是，首先要和患者构筑信赖关系。有一种"如果是值得信赖的医生，即使是小麦粉的处方，患者也认为能把病治好"的安慰剂效应，最近关于安慰剂效应也有科学依据的研究。我知道值得信赖的管理营养师说出的话，会成为患者改变生活习惯的巨大力量，在不断碰到困难的咨询事例的同时，我将构筑值得信赖的营养咨询要点整理为 8 项。

1. 倾听　营养咨询开始后的 10 ~ 15 分钟，无论如何都要专注倾听患者的话。所谓倾听，不单是听人说话，而是认真侧耳倾听，配合"原来如此""是这样吗"等进行搭话，建立对方愿意倾诉的状况。有些患者只要被倾听就能得到满足。但是，也存在就算再怎么倾听也不说话、进展不下去的患者。比如，从仙台来接受营养咨询的厌食症患者就完全不说话，因为显著消瘦就让她住院了。在沉默前往病房的走廊上，我无意间问了一句"你喜欢什么？"

于是，她嘟哝了一句："网球。"

"是吗，那么，2 天后的早上，在那边的网球场碰面吧。"

早上 7：30，她出现在了网球场上。我和她稍微对练了一会就结束了，坐在长椅上变得慢慢能够对话了。在网球场聊了 2 次后，她终于开始能来咨询室进行营养咨询了。首先最好要记住，从本人处打听出真实的话语不是一件简单的事。

2．鹦鹉学舌　所谓鹦鹉学舌，是指将患者所说的话再重复一次的方法。比如，在倾听患者长时间谈无法放弃甜食之后，突然说起生化学的内容"碳水化合物最容易转化为甘油三酯，这是转为体脂的原因，别再吃了"，即使威吓说会变胖，也绝对无法构筑信赖关系，对象人员也不会实行。会让对方认为"这种事不说我也知道，虽然明白但我就是因为做不到才来商量的"，结果无疾而终。

"确实不知不觉就会向甜食下手，我也时不时会干这种事"，重复与对方诉求内容相同的话，这样就会让人认为这个管理营养师能理解本人的担心和痛苦，进而与对方拉近距离。

3．时不时整理谈话内容　患者会前言不搭后语地单方面诉说自己的想法和感想。谈话的顺序和与人的关联性支离破碎，整理谈话内容，理顺顺序，确认后进入下一个话题也非常重要。

"×× 想要说的内容原来是这样啊"，通过整理、确认谈话内容，能够正确挖掘饮食生活的实际状态，也能明白应改善的要点。

4．沉默的尊重　在对话中时不时保持沉默也很重要。想让患者思考时，在患者开口说些对谁都没说过的话时，应尊重对方的沉默。然后搭话说出以下话语。

"是啊，这问题很难，慢慢思考吧。"

"肯定很难过吧。能说出来太好了。"

"很佩服你能做出这个艰难的决断。"

5．确定1个或2个可实行的改善目标　从专业人员的视角来看，患者存在很多问题。但是，一般来说，人们从他人听来的话中能记得的只有1句或2句。"遵守那个，这个也要注意"，如果被告知很多事情的话，只会留下饮食疗法很难的印象，到下次咨询为止无法确立具体应该改善什么的目标。什么都做不到就不会有心情去咨询。

通过一次营养咨询不可能解决所有问题。比如，应改善的项目有5个的话，可以建立计划，通过5次指导一个个改善。那时，将到下次咨询为止的改善项目限定为1～2个，在咨询的结尾，明确说出来，给对方留下印象。

"听好了，到下次咨询为止每周只能喝2次酒！"

此外，改善目标时，基于合议制度来设定更有效。

"到1个月后的咨询为止，我想把目标设定为减重2 kg，你觉得怎么样？"

"不行，这个月工作很忙，外出就餐也很多，2 kg是做不到的。"

"是吗，那先设定为 1 kg 左右做得到吗？"

"1 kg 应该是可以的。"

"那作为我们约定的目标，就减轻 1 kg 吧。"

像这样，协商同意后设定目标的话，患者也会动力满满。

6．一定要见到成果　持续营养咨询的窍门，是让对象人员可以实际感受到营养咨询的成果。

"×× 先生，1 个月来有什么变化吗？"

"没有，血压和血糖都没下降。"

"体重下降了吧？"

"不，体重也没变化。"

"健康状况如何？"

"也没什么变化。"

"那么测定下体脂看看吧？……比上次稍微降低了呢。"

"啊！体脂减少了吗？"

从这段对话中也能明白，再次来访时随便什么都好，要发现改善点。找到改善点，就表扬他的努力，说明其成果意义。患者无法持续的最大理由，是无法感受到任何成果。

7．成为有魅力的人　专业人员从平时就应对体育、艺术以及文化抱有兴趣，努力成为有魅力的人。要让人评价"那个人话题丰富，和他谈话很开心，想要再聊一次"。营养咨询不是推销有价值的物品，而是推销从嘴里说出的语言和态度。人们对有魅力且值得信赖的人所说的话会不惜代价，但对于没有魅力的人则不会有付出代价的想法，也不会想多次见面。

8. 贴近患者想法的营养咨询　所谓营养咨询，不是将自己拥有的营养知识和技术在对方面前高谈阔论。年轻时，我参观学习过前辈们去做营养咨询。那时，见识到了各种各样形式的营养咨询，有单方面滔滔不绝畅谈自己知识的人，有得意描绘营养素化学记号并给别人看的人，也有胡乱使用专业用语说些难懂的话的人，还有拿出过去成功事例自吹自擂的人等。

我认为重要的是，无论人们患有何种疾病或障碍，为了让他们能尽早过上有意义的生活，要基于科学依据提供贴近对象人员身心的咨询。如此一来，营养咨询对患者来说也很开心、有趣，成为无论几次都想接受的咨询。AI或机器作为营养咨询的对象很优秀，但无法成为主角。

第**10**章　营养峰会和可持续的饮食

一、营养峰会和可持续发展目标

营养不仅关系到疾病的预防、治疗，还与生命和健康的维持有关。因此，专家们也很早就开始探讨营养对人类面对的种种问题的影响。话说回来，进入 21 世纪后，在政治、经济以及环境问题全球化的情况下，发现营养是解决这些问题时无法绕过的基本主题，营养改善会对各种各样的问题产生影响。

营养的广泛影响

2013 年 6 月，在英国伦敦举办了营养峰会"促进成长：通过商业和科学同饥饿作斗争"，基于该会议上讨论的公约（commitment）由国际粮食政策研究所制作并公开出版了《2014 年世界营养报告》（*Global Nutrition Report*，*GNR*）。

在该报告书中记载了几个有趣的事例。例如，在刚果民主共和国、马里、尼日利亚、多哥的营养改善中，通过对营养政策的直接投资，其内部利润率达 13%。2015 年，在欧洲 17 国参加并执行的哥本哈根共识中，据称 17 个国家推测的中位数，解决低营养问题的成本收益比为 1∶16。即 1 美元的投资能得到 16 美元的利益。非洲联合委员会与世界粮食计划（World Food Programme，WFP）报告称，马拉维由于营养不良问题，2012 年整年的 GDP 减少了 10.3%。反之参看保健、医疗服务相关费用中对于肥胖的医疗费比例，巴西为 2%，欧洲为 2% ～ 4%，美国达 5% ～ 20%。

也就是说，无论是营养不良还是营养过剩都会增加保健、医疗费，也会给经济活动带来不良影响。此外，根据以巴西城市 3000 人以上为对象的 30 余年的前瞻性观察研究报告称，婴幼儿期营养良好的话，之后在学校的就读天数会增多，并且收入也会多三成。良好的营养状态对就学和收入的影响具有长期的效果。

以世界营养问题清零为目的的总结报告中，其序章的"理念"记述着"良好的营养状态将成为人类幸福的基础"（表 10-1）。

表10-1　2014年世界营养报告（GNR）展示的理念

良好的营养状态将成为人类幸福的基础。

从胎儿期到婴幼儿时期，保持良好的营养状态，能预防大脑功能障碍，强化免疫系统，减少死亡率，提高学习能力。营养状态良好的孩子，学习能力提高，成人后可以提高生产力得到高工资，在中老年时期还能预防慢性疾病并减少看护。

反之，无法保持良好营养状态时，人类的生命和生活就会崩溃，全部都会成为空中楼阁。遗憾的是，世界上还有许多地方存在这种情况。

可持续发展

2015 年 9 月，在纽约联合国本部召开的"联合国可持续发展首脑会议"有超过 150 名加盟国首脑参加，进行了广泛讨论。此次会议通过了由 17 个项目组成的"改变我们的世界：为了可持续发展的 2030 议程，SDG（Sustainable Development Goal，可持续发展目标）"。在 17 个大目标中，制定了 169 个小目标（target）和 232 项指标（图 10-1）。

所谓可持续发展，是指"给予全人类成长的机会，消除不平等，提高生活水平，促进公平的社会发展和包容性，促进天然资源和生态系统的综合性管理，具有可持续性，推进包容且公平的经济成长"。所谓包容，是指将某件事包容到更大的范围中，为达成 SDG，调和"经济成长""社会包容""环境保护"这三要素不可或缺。这里所说的社会包容（social inclusion），表现为包容社会上立场较弱的人们，帮助每个市民远离排挤或摩擦、孤独或孤立，融入社会，互相支持。

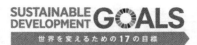

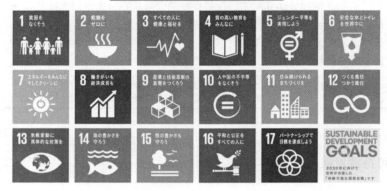

图 10-1　SDG 今后的问题：环境和营养

SDG：为了改变世界的 17 个目标

1．消除贫困；2．消除饥饿；3．良好健康与福祉；4．优质教育；5．性别平等；6．清洁饮用水与卫生设施；7．廉价和清洁能源；8．体面工作和经济增长；9．工业、创新和基础设施；10．缩小差距；11．可持续城市和社区；12．负责任的消费和生产；13．气候行动；14．水下生物；15．陆地生物；16．和平、正义与强大机构；17．促进目标实现的伙伴关系

现在，很多国家开始实施 SDG。

逐个观察 SDG 所展示的 17 个目标，这些都是从以前开始就久经讨论的课题，没有特别新的内容。SDG 的特征是可将多个领域的问题用一张图来展示。也即是在传达，某个领域的问题对其他领域也产生影响时，综合且全面地采取措施对解决各个问题非常重要。与作为重视团队合作的橄榄球精神的一句名言——"One for All，All for One"——的理念相近。SDG 强调的是，在地球上，为了让所有人都健康并幸福地生活，所有领

域必须保持关联性，合作、调和并实施，不然无法解决各自的问题。

二、可持续发展目标和营养

接下来探讨可持续发展目标（SDG）中营养的作用。首先，营养不良对饥饿、贫困、保健、医疗以及福祉产生不良影响已经广为人知，在这些领域中，改善营养产生了很大的成效。除此以外，对于 SDG 当下的讨论，营养已在教育、劳动、经济、性别、歧视、气候变化以及环境等多领域中产生影响，营养改善是达成 SDG 不可或缺的事情，也是支持各种基础的重要因素。

此外，营养改善在对 SDG 的各个目标作出贡献的同时，我们发现其他领域的问题会对营养产生不良影响，解决其他领域的问题对解决营养不良也是有效的。

目标 1   消除贫困

无论是哪个地区，因为营养改善与提高劳动力、提高收入、提高工资等相关，对减少贫困也有效。另外，通过改善贫困，人们能够获得最低限度的粮食，也能起到改善营养状态的作用。

目标 2   消除饥饿

无论对谁来说，消灭饥饿都是维持生命的根源性课题，是最重要的营养课题。饥饿的原因各种各样，首先需要调查、分析现状。比如，在战争及内乱等紧急情况下，需要粮食和营养食品的紧急支援，为了杜绝饥饿，需要构筑和平的社会。另一方面，在社会安定时根据其原因，提高农业生产性，改善流通机构，进一步有效活用有限的粮食，并且稳定实施团体供餐和营养教育。特别是为了给饥饿划上休止符，确保粮食稳定，达成营养状态改善，需要推进可持续农业。

饥饿是由于粮食和食品显著不足导致的能量缺乏，是蛋白质、能量营养障碍多发的状态。特别是胎儿、婴幼儿等，在成长、发育期的营养缺乏，会引发母体和胎儿的健康受损。调查、分析粮食不足的内容和原因，实施符合实际情况的粮食政策、营养教育尤为重要，派遣或培养能够立案改善营养的专家也是重要的一点。

另一方面，营养改善可以提高劳动生产力，农业生产和工业生产的质和量均有所提高。特别是通过改善女性营养，减少出生低体重儿，改善母乳喂养，能避免婴儿饥饿和低营养不良。

目标3　全人类的健康与福祉

不歧视人种、性别、年龄、伤病患、残疾人等，让所有人一辈子都维持、改善健康状态，无论人们处于什么样的状况，时刻保持良好的营养状态都是很重要的。比如，世界上5岁以下婴儿的死亡原因中，45%与营养不良相关，我们知道孩子的发育不良与之后人生中的非感染性疾病（生活习惯病）的发病以及成人后的劳动生产力降低有关。在全世界逐渐普及的"生命最初的1000天营养（Nutrition in the First 1000 days）"运动中，提示从胎儿期至 2 岁生日这 1000 天改善营养的重要性。孕妇低营养的情况下，胎儿也暴露在营养不良风险中，增加出生低体重儿风险的同时，形成容易变胖的体质，助长成年后的肥胖或非感染性疾病的发病。因此，年轻女性的营养不良会影响下一代一生的健康。

此外，体重过重和肥胖的减少，会降低非感染性疾病的患病率，营养不良不仅与感染症（腹泻、疟疾、急性呼吸道感染症、结核、艾滋）发病相关联，这些感染症还与营养性疾病的发病和死亡有关。

在目标 3 所示的目标中，展示了 13 个指标（表 10-2）。

与营养间接相关的是以下目标。

目标 4　优质教育

幼儿期的营养与教育有关，营养状态得到改善时，学校的就读比例和学习进度就会改善。另一方面，该国的教育水平得到提高时，营养教育就能普及、发展，营养状态也会随之变好。在日本，托儿所、幼儿园以及学校引入的供餐制度，作为营养、饮食相关的综合教育的一环被实施，取得的显著效果被世界瞩目。

目标 5　性别平等

女孩和 10 ~ 19 岁女性的营养状态得到改善后，就能提高她们在校的学习能力，这件事能在职场和社会上赋能，有助于女性社会地位的提高。通过改善女性营养状态，也能提高农业生产中女性的地位。

目标 8　体面工作和经济增长

营养与劳动力、劳动生产力以及个人收入的关系如前所述。

目标 11　可持续城市和社区

在自己的家乡，感受幸福并持续居住下去是人生的幸事。为此创造能够享受在当地生产、随四季时令变化的饮食以及能与家人和邻居共餐的社会和社区环境，都很重要。近年来，随着老龄社会到来，地区综合护理系统的构筑被人们所提倡，但重要的是地区的再生能力，其中，关于营养、饮食的措施成为了重要问题。

除这些外，"目标 13 气候行动""目标 14 水下生物""目标 15 陆地生物"也与营养有间接关系。

如上所述，营养对 SDG 的各项目标都产生了影响，是支持可持续发展的重要基础。但是，《世界营养报告 2018》（2018 Global Nutrition）中有令人遗憾的汇报。分析认为"营养不良在所有领域中阻碍人类的发展，很多人们都认识到这是个重要问题，联合国也发表《为营养行动的 10 年（2016—2025 年）》及《可持续发展目标（SDG）》，世界性和国家规模的对策也逐渐增多，现在是给营养不良划上休止符的绝佳机会，但实际情况却有恶化，改善并没有进展"。

表10-2 目标3"全人类的健康与福祉"指标

3.1	截至 2030 年，将世界孕妇死亡率削减至每出生 10 万人死亡 70 人以下。
3.2	争取将所有国家的新生儿死亡率至少减至每出生 1000 人死亡 12 人以下，5 岁以下儿童死亡率至少减少至每出生 1000 人死亡 25 人以下，至 2030 年为止，杜绝新生儿及 5 岁以下儿童可预防的死亡。
3.3	到 2030 年为止，在杜绝艾滋病、结核、疟疾及被忽略的热带疾病（Neglected Tropical Diseases，NTDs）之类的传染病的同时，应对肝炎、水源传染病及其他传染病。
3.4	截至 2030 年，通过预防和治疗，将非感染性疾病造成的青年死亡率减少 1/3，促进精神保健及福祉。
3.5	加强包括药物滥用及酒精等有害摄取物质乱用的防止和治疗。
3.6	截至 2020 年，全世界道路交通事故导致的死伤者减半。
3.7	截至 2030 年，让所有人都能够利用包含了与家庭计划、信息、教育及性和生殖等相关的健康国家战略及计划的实施在内的与性和生殖相关的保健服务。
3.8	达成对所有人的财政风险保护、获取高质量基础保健服务以及获取安全、有效且高质量的必需医药品和疫苗的全民健康保险（UHC）。
3.9	截至 2030 年，大幅减少因有害化学物质、大气、水质及土壤污染导致的死亡及疾病数量。
3.a	在所有国家，适度强化香烟限制相关的世界保健机构框架条约的实施。
3.b	主要对发展中国家产生影响的感染性及非感染性疾病的疫苗及医药品研究开发进行支持。此外，遵从与贸易相关的知识产权协议（TRIPS 协定）及与公共健康相关的多哈宣言，提供便宜的基本药物及疫苗。该宣言确保了发展中国家的权利，不仅是保护公共卫生，还有面向全人类提供医药品相关的《与贸易有关的知识产权协议（TRIPS 协定）》中，关于"根据不同国情应用"的规定能最大限度地实施
3.c	发展中国家，特别是落后发展中国家及岛屿发展中国家，大幅扩大保健财政及保健人才的应用，开发能力、训练及配置。
3.d	强化所有国家（特别是发展中国家）世界规模的健康危险因素的早期警告、危险因素缓和及危险因素管理的能力。

营养改善的延迟和日本的职责

现在，全世界儿童中有 22.2%（1 亿 5080 万人）属于发育不良，有 7.5%（5050 万人）的儿童是虚弱状态，同时也存在 5.6%（3830 万人）的体重超重的儿童。而且，作为 8 个主要营养指标，成人的①高血压、②肥胖、③体重过重，儿童④发育不良、⑤虚弱、⑥体重过重，以及全年龄⑦贫血、⑧盐分过量摄取，这些并未得到改善。《世界营养报告 2018》认为，综合程序的制定、数据的活用、资金的调度和投资、进展范例的参考、创新对策的提案、能摄取便宜健康饮食的综合对策等是必要的。此外，该报告书中总结称"东京营养峰会 2020"是国际社会给营养不良划上休止符的绝佳机会。

的确，日本面对战前、战后的低营养及高速经济成长后的营养过剩的双重负荷，采取了正面突破的举措并建立了长寿国家。其主要原因之一是培养了世上罕有的众多营养专业人员并配置在社会的每个角落。体验过世界营养问题的"日本营养（Japan Nutrition）"是时候出场了。

三、"可持续健康饮食"

人类世时代

2000 年，诺贝尔化学奖得主荷兰化学家保罗·克鲁岑（Paul crutzen）将现在描述为"人类世（anthropocene）"。日语翻译为"人新世"。说的是人类从受自然影响的时代，进入人类对地球环境、生态系统以及气候产生影响的新时代。并且，这个新时代使地球逐渐陷入危机。地球上的生物大量灭绝的情况过去发生过5次，其原因是大规模的地壳变动、火山、冰冻以及陨石等，是由于地球的自然环境变动所导致。但是，"人类世"现在面对的第6次危机，是由于地球上的人类活动引起，人类自己在逐渐创造生物大量灭绝的原因。在这数十年间，人类通过使用化石燃料、破坏臭氧层、破坏森林、沙漠化等导致一年有1000个物种灭绝，预测21世纪末全物种的1/4都将灭绝。但绝不能忘记，实际上我们日常所说的粮食和食物都是地球上的植物或动物。

为了改变现状，以减轻环境负荷并以创造可持续社会为目标的国际讨论逐渐增多，人们开始议论营养、食品、饮食的存在方式。SDG在联合国通过的背景就是这种地球环境的危机状况。

2019年1月，科学杂志《柳叶刀》（*Lancet*）发表了震撼全世界的论文，那就是"人类世的粮食：可持续粮食系统带来的健康饮食相关EAT柳叶刀委员会"报告书。该报告书中显示，在2050年，达到约100亿人口的人类在不排除任何人的情况下，也能在各自的地区维持健康和文化的饮食状况。并且提议了营养、饮食、健康、环境都能保持双赢（win-win）关系的粮食系统。将饮食"对健康的贡献"和"对地球的负担"放在天平上，展示双方取得平衡的营养和饮食的存在方式。

被提案的不同食物的具体摄取量是：削减红肉和糖这类不健康食品，尽可能减少环境负荷较大的肉类等的消费，增加营养素含量较多的水果、蔬菜、豆类，牛奶及乳制品因含有蛋白质、维生素、矿物质以及乳酸菌等多种物质，建议适量摄取（表 10-3）。此外，EAT 委员会陈述说，全世界国家在今后都需要采取措施，致力于"减少水的使用""削减氮和磷的污染""二氧化碳排放量为零""抑制甲烷及一氧化二氮的排放量"的农业、烹调、流通、加工、菜谱等的开发。

基于这种理念，开始提倡让地球和人类健康效率化的"Planetary Health Diet"（为了行星的健康饮食）。其内容是由盘子（plate）一半是水果、蔬菜、坚果，剩下的一半主要是全谷物、植物性蛋白质（豆、扁豆、豆类）、不饱和脂肪酸较多的植物油、适量的肉和乳制品以及追加的糖和淀粉类蔬菜构成。这个提案与素食主义者的菜谱相近，论述到应尊重个人喜好和其家乡风土或文化。但对于该 EAT 委员会的报告书，因为畜产品的摄取参考值实在太少，偏重植物性食品，缺乏现实性，对相关行业的影响较大，所以开始出现反对言论。

表10-3　可持续健康饮食的参考值（EAT柳叶刀委员会提案）

（2500 kcal/d）

食品构成	g/d（容许范围）	kcal/d
全谷物		
大米、小麦、玉米等	232（0～60%能量）	811
根类蔬菜、高淀粉蔬菜		
芋头、木薯	50（0～100）	39
蔬菜		
全蔬菜	300（200～600）	
绿色蔬菜	100	23
红、橙色蔬菜	100	30
其他蔬菜	100	25
水果	200（100～300）	126
酪农食品		
牛奶、乳制品	250（0～500）	153
蛋白质食品		
牛、羊肉	7（0～14）	15
猪肉	7（0～14）	15
鸡肉、其他家禽肉	29（0～58）	62
蛋	13（0～25）	19
鱼	28（0～100）	40
豆类		
干豆	50（0～100）	172
大豆制品	25（0～50）	112
花生	25（0～75）	142
坚果类	25	149
添加脂肪		
棕榈油	6.8（0～6.8）	60
不饱和脂肪	40（20～40）	354
家畜脂肪	0	0
猪油、牛脂	5（0～5）	36
添加糖		
各种糖类	31（0～31）	120

"可持续健康饮食"的方针

基于这样的背景，WHO将由"健康面""对环境的影响""社会文化侧面"构成的16个项目作为"可持续健康饮食"的方针（表10-4）进行提案。该论文主张如下。

现在，支撑世界75亿人口的食物系统，正成为贫弱的健康和环境劣化的主要原因。也就是说，现在的食物系统让肥胖、糖尿病、心脏疾病等与饮食生活所关联的非感染性疾病（CND）成为世界死因的主要疾病，同时，导致了8亿人生活在营养不良状态中，排放了温室气体（Greenhouse Gas，GHG）排放量的20%～35%，让地球上无冰川的土地面积扩大了约40%，过剩肥料导致陆地、河川、海洋污染，这是丧失生物多样性的最大原因。报告书称，如不对现代食物系统进行变革，可持续性和健康饮食都是不可能的。

人口增加，推进到可以进行丰富消费活动的城市化时，更多的粮食，特别是肉、糖、油的耗费量会增加，对生产该物质的地球负荷也会增多。并且，向这种饮食转型会增加肥胖和CND的风险。因此，今后有必要进行验证，健康饮食转型将减轻环境负荷，环境负荷较少的饮食也会成为健康饮食的关联因素。比如，多项研究报告称，减少过剩摄取成为CND要因的肉类摄取量，就能减少GHG的排放量。减少肉类，变为以植物性食物为中心并满足饮食摄取基准的饮食后，推测能减少约50%的饮食相关GHG，减少约20%的青年死亡率。

此外，德鲁诺斯基（Adam Drewnowski）主张调整前必须对各种内容进行测定、指标化。比如，营养方面就是食品或饮食所具有的营养密度，或者是综合评估的营养数据；环境方面就是 CO_2 排放率和水的使用量以及废弃率等，经济就是价格；社会方面就是饮食文化、宗教、传统风俗等。应将这些因素形成可以综合评价的指标。

我认为接下来的时代将逐渐成为"珍惜该国家或地区传统饮食文化和饮食习惯的同时，通过基于营养学、医学、环境及社会学等具有科学依据的营养改善，以谁都能舒适且更好地生活、并提供可持续的营养及饮食为目标奋斗的时代"。

表10-4　WHO"可持续健康饮食"方针（2019年）

健康方面	1	产后马上开始母乳哺育，到 6 个月大为止完全用母乳喂养，2 岁及以后也继续母乳喂养，与适当地补充营养相结合。
	2	逐渐限制深加工食品及饮料制品，利用各种非加工食品或最小限度加工食品，通过全体食品种类取得平衡。
	3	包含全谷物、豆类、坚果类以及丰富多样的水果和蔬菜。
	4	可以包含有中等程度的蛋、奶及乳制品、家畜、鱼以及红肉。
	5	安全且清洁的饮用水。
	6	既能满足生长发育的需求，也能满足健康生活所需的能量和营养素，但不至于营养过剩。
	7	减轻饮食相关的非感染性疾病风险，与确保一般人健康幸福的 WHO 指南（脂肪：最大占总能量比例30%～35%，从饱和脂肪向不饱和脂肪转移；游离糖：能量占比 10% 以下；盐：5 g 以下）一致。
	8	最小限度含有或者尽可能不含有引起食物中毒的病原体、毒素及其他物质。

对环境的影响	9	将温室气体、水和土地的使用，氮和磷的使用以及化学污染物质控制在设定的目标内。
	10	保护来自作物、家畜、森林的食物，水性遗传资源等的生物多样性，避免滥捕鱼类和动物。
	11	将粮食生产中抗生素和激素的使用控制在最小限度。
	12	将食品包装中塑料及其衍生物的使用控制在最小限度。
社会文化方面	13	减少食品残渣和废弃物。
	14	食品调度、生产、消费的方法，基于地域文化、料理方式、知识、消费模式的价值构成，应被尊重。
	15	含有容易获取、受到喜爱的食物。
	16	食品和水的购买和烹饪以及获取燃料不受性别的影响。

四、灾害时的营养管理

3·11 经验教训

由于气候变动，灾害日益增多，紧急时期的营养管理变得越来越重要。日常生活中由于农业生产、食品流通以及嗜好偏颇等导致食品选择不均衡，营养状态恶化。但是，营养状态显著恶化的原因是战争和灾害。2011（平成 23）年 3 月 11 日，东日本大地震之际，受灾地的饮食内容被报道后，日本营养师会立刻开始了行动。由日本营养师会的迫和子原专务领头，同僚们背着背包第二天就进入了当地开始调查，我也在 5 月进入灾区。在避难所的体育馆里，来自全世界的食品堆积如山，平等地分配给避难者。如送达的是点心、面包和罐头，受灾者就会一直吃点心、面包和罐头，虽然食物被平等分配，但这却是营养显著偏颇的饮食。避难者中出现了脚气病、贫血以及蛋白质不足的情况，糖尿病和高血压等需要饮食疗法的患者病情也在恶化。成长期的婴儿和幼儿以及老年人的营养状态也开始出现问题（表10-5）。

表10-5　受灾地的营养问题

1	在避难所保管的支援粮食中，存在营养偏颇。
2	一个箱子里混入了多种食材，必要的食品无法被使用。
3	饭团、零食、点心面包很多，由于吃腻了而吃不下的人也有很多。
4	蛋白质食品、蔬菜及水果类、牛奶及乳制品显著不足，蛋白质、维生素、矿物质、膳食纤维的摄取量不足。
5	肥胖、糖尿病、高血压、肾病、过敏等的饮食疗法实施困难。
6	婴幼儿奶类不足。
7	老年人的营养状态和饮食恶化。
8	基础设施（电、煤气、水）和供餐设施不完备。

今天的 JDA-DAT

活用这些经验，日本营养师会设立了在大规模自然灾害发生时能迅速开展受灾地营养、饮食生活支援活动的"日本营养士会灾害救援团队（The Japan Dietetic Association-Disaster Assistance Team，JDA-DAT）"。最初是从整理食品仓库开始，但活动范围逐渐扩大至建立食品分配、供餐、饮食的系统，负责避难所之间的食品交换、营养补充剂和患者食品配给、向自卫队饮食中添加营养剂、管理食品卫生、为居家老年人和患者提供营养指导、普及婴儿用液体奶等。

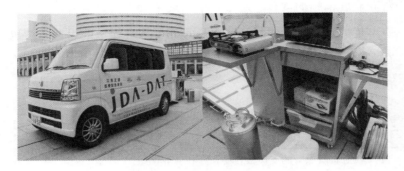

照片 32　日本营养师会灾害救援团队（JDA-DAT）

团队成员不断进行培训和训练，还购买了特别车辆（DAT 号），每天都在防备有可能发生的灾害（照片 32）。灾害地的制度和系统崩溃，业务的指示系统变得薄弱。在这种情况下也实现了以营养知识和技术为基础的支援活动。现在，以该活动为中心而行动的是日本营养师会的下浦佳之专务，JDA-DAT 成员数达到 3277 人。

参考文献

1) 2014 年世界栄養報告（2014 Global Nutrition Report, GNR），International Food Policy Research Institute，2014

2) 2018 年世界栄養報告（2018 Global Nutrition Report），International Food Policy Research Institute，2018

3) Willet W, *et al*. Food in the Anthropocene: the EAT-Lancet Commission on healthy diets from sustainable food systems. *Lancet,* Published online January, 16, 2019（https://doi.org/10.1016/S0140-6736（18）31788-4）

4) WHO. Sustainable Healthy Diets Guiding Principles, 2019

5) Drewnowski A. Measures and metrics of sustainable diets with a focus on milk, yogurt, and dairy products. *Nutrition Review* 76（1）: 21-28, 2017

第**11**章　致今后学习保健、医疗、福祉的人们

一、梦想不是空想，是一生追求

我认为梦想不是空想，称为一生追求的目标才是有意义的。

前人在贫困的环境下或是社会不稳定和不合理的情况下，展望无法实现的梦想，向众人叙说。现实太残酷时，不得不作为梦话来表现。

成果主义的弊害

这些年，年轻人不再叙说梦想，尤其是成年人认为梦想是梦里的世界，作为没有现实感的话而被轻视。在其背景下，我认为还有自 20 世纪末应运而生的"成果"主义。不是建立毫无依据的梦想般的计划，而是强调最终能产生成果而制定的计划、战略。

每次说起梦想的话题时，就会被反问"那么成果用什么评价呢？"

这就是建立目标之际，制定可实现的目标数值，向其努力的方法论。该方法明确具体的目标，容易评价，能在短时间内获得成果，所以可在多个领域应用。但是，近年来这个方法的问题显现了出来。只用这个方法无法预见长期的成果，不清楚最终会诞生怎样的世界。现代社会不稳定、不能决定最终目标、开始变得混沌大概就是这个原因所导致。

再次走向叙说梦想的时代

我认为时代在逐渐变化，也可能有必要再一次回到"叙说"梦想的时代。2009 年 4 月 5 日，我在听到当时的美国总统奥巴马在布拉格广大群众前向世界人民叙说"无核世界"这一梦想的时候，有了这种想法。在现代，没有现实性，也没有成果，虽然仅仅是叙说梦想，但他获得了诺贝尔和平奖。在没有成果的情况下获奖也是诺贝尔奖历史上的第一次。

无论是什么样的病人和残障人士，或是手脚无法动弹、失去记忆的老年人，只要还有生存的意志和残留的机能，就不该遭受歧视，就应生龙活虎地幸福生活下去。创建这样的社会说不定只是梦想。但是，大家合力叙说该梦想，坚持不懈努力，总有一天可以实现。即使无法实现，宣传作为理想的梦想，人们就会与之产生共鸣，向同一个方向，面向理想，成为推动社会改进的原动力。进入专门学校或大学，今后以专业人员为目标的年轻人，现在处于从儿童梦想到实现大人梦想的过渡期。学生生活时间充足。除了家人，校园也存在很多倾听梦想的师长、同学、前辈和后辈。叙说梦想就会向着实现而努力，为自己定下目标，认真攻克难题。即使是很小的梦想，越是叙说，实现时能一同高兴、破灭时一同悲伤的人也越多，还能成为一起做同一个梦的挚友。并且，人生也会变得丰富多彩。

二、培养智慧人才

人类正面对少子化、老龄化、环境崩溃、经济差异、国际局势紧张等前所未有的难题。对于今后想要从事保健、医疗、福祉等专业的人员来说，无论哪个都是无法避免的问题，并且这些问题与其他领域的问题也有微妙的关联，多数都具有难以得到一个正确答案的特征。也就是说，今后将要面对的是无法得到一个答案的复杂、多样的问题。

已经有很多专家学者致力于解决现代社会的难题。比如，运用生化技术或机器的最前沿技术，改变生物本身，通过再生医疗进行修理、加固的研究也在推进中。通过大数据的解析，将探索答案的尝试和人工智能（AI）活用于生活中的点点滴滴，探求更方便合理的生活方法已经进入实用化。

科学技术的无限性和危险性

2000 年，住在巴西的生物艺术家爱德华多·卡茨（Eduarudo

Kac）考虑将发荧光的兔子作为艺术品创作出来。他将该工作委托给法国某基因工程师。科学家们取出普通兔子的胚胎，将发出绿色荧光的水母基因移植到其 DNA 上。漂亮地完成了发出绿色荧光的闪亮兔子。这类技术活用于人类身上只是时间问题，这项技术不仅可用于艺术，还可应用于疾病的预防和治疗。但是决不能忘记，这项技术也隐含着能让人类创造只图自己方便的危险性。

也就是说，人类通过科学技术得到的知识或技术中隐藏着无限的可能性，但另一方面这也孕育着无限的危险性。应该将现代认知为这样的时代。那么，今后我们以什么方向为目标，学习什么好呢？

磨练智慧

我读了田坂广志写的《打磨知性》。他说，归结现代社会的问题，博学博士所必需的不是"智能"，而是"智慧"。所谓"智能"，是指对有答案的问题，快速、正确回答的能力；所谓"智慧"，是指对于没有答案的问题，持续钻研的能力。作为磨练智慧的条件，他认为这涉及思想、视觉、志向、战略、战术、技术，在最后提到了"人性"。

智能可以保存在计算机中，迟早 AI 会帮我们应对。但是，智慧不通过自己努力学习、修习就无法获得。我认为现代社会追求的优秀人才所需的资质，就是将科学知识和技术全体动员起来，提高人们的创新性，积极致力于磨砺解决难题的智慧。话说回来，自古以来，表达敬意、高度评价一个人时，会说"那个人是有智慧的优秀人士"，但不会高度评价为"这是一个智能的人"。

三、为什么要不断学习

人类必定会描绘对将来的梦想。其中包括短期的计划和长期的梦想。并且，为了实现该梦想，也需要种种努力，位于其中心的是"学习"种种相关事宜。但是，系统性地开始思考"学习"的意义和方法的历史并没有那么长久。以前，很多人认为比起"学习"，"相信"更为重要。有的人从早到晚相信神灵，为了实现梦想而祈祷。

知识革命的诞生

约 500 年前，在欧洲诞生了所谓的知识革命。创造出观察世界中的现象，探究其要素和原因，发现并应用法则，使自己生活进步的科学方法。通过这种方法，人类得知了"学习"的意义和价值。通过学习发展科学，在欧洲引发产业革命，发展文明，过上了合理且富裕的生活。

持续学习的意义

在欧洲引发这种"知识革命"的理由是此前的大航海时代。当时，欧洲的征服者在出航之际会让天文学、地理学、气象学、植物学、人类学的学者同行。也就是说，当时的征服者不仅想要征服未知的世界，获得金银财宝，还拥有学习来自未知世界新东西的意识。

　　航海的问题首先从船员身上出现。曾经，在航海中有半数船员身体软组织出血，还因掉牙、伤口裂开、发黄痘、手脚不灵的顽疾而死去。16 世纪到 18 世纪之间，约有 200 万船员因该病死亡。彼时，英国的胡克船长遵从林德医生的建议，将当时作为地方民间疗法使用的柑橘发给水手。最后，疾病消失了。现在想来，该顽疾是航海中新鲜蔬菜水果不足导致的维生素 C 缺乏而引起的坏血病。通过学习坏血病的预防方法，英国成为世界上航海最远的国家，获得来自全世界的庞大知识和数据，成为近代学科的领导人。比如，在物理学上，牛顿（Isaac Newton）发现了能量守恒定律，该定律与以营养学为起点的生命能量的发现也有关联。在生物学上，达尔文参考诸多航海记录，总结出了进化论。经由进化论阐明了人类不是神的创造物，而是适应环境的猴子进化而来，诞生了生命科学，成为了现代保健、医疗、福祉的发展原点。

　　现代社会能过上比以前富裕、舒适生活的原因，不仅仅是"相信"，更多的是始于"学习"，我认为我们一生都要保持"学习"的意义大概就在于此。

四、向未知挑战

研究生教育的必要性

从事保健、医疗、福祉的专业人员的教育、培养，主要是在专科学校实行。医生也是在医学专科学校培养，称为"医专"。但是近年来，医生教育转移至大学医学部，护士、管理营养师、理学疗法士、作业疗法士、社会福祉士等也将目标定为大学教育。作为专业人员教育基础的各个学科不断进步并被体系化后，2 年或 3 年的时间已经不够，因此转为 4 年制大学，最近还有人提倡研究生教育的必要性。

主要理由有三点。

第一，各个专业领域中的知识和技术专业化，2～3 年的教育不能满足社会需求，四年的大学教育也有时间不够的倾向，因此出现了研究生教育的必要性。

第二，在大学里，能够学到曾经被称为教养课程的哲学、伦理学、生命科学、宪法、社会学、统计学、语言学等，与专业领域相关，可以学到支持专业知识和技术的学问。学会这些基础的学问，是为了扩大、深化专业领域的需要，也是倡导多领域合作和职业伦理等现代社会所需要的内容。

第三，在大学里，还能学到人类未知的东西，以及开拓新知识和技术的意义和方法。也就是说，学习研究未知的事物，让该领域进步，其进步会让人们更加健康幸福。

对未知营养素的关注

自 1870 年 9 月 19 日起的 132 天里，现为德军的普鲁士军在历史上对于蜂拥而至的巴黎市民实行了断粮。市民将自家保存的粮食吃光后，开始吃猫、老鼠，还出现了《猫、老鼠的烹调书》。人们甚至还去动物园吃马、大象、狮子等动物。当时著名的营养学者杜马斯（Jean Dumas）对此有提及。看到周围的人死去，他心想就算只救婴幼儿也好，并且制作了世界上第一款人工奶。这款人工奶被称作"Albumen"，是将各种蛋白质用油乳化，加入糖分的甜味食品。

但是，即使喂养这个牛奶，孩子们也陆续死去。即使用营养学的知识也无法拯救孩子们的性命。其理由是，当时的营养学只知道作为能量源的碳水化合物、脂肪、蛋白质。认为只要摄取能量源人就能活下去。这是不成熟的营养学引发的悲剧。但是，正因为他的无谋挑战才让人类明白还有未知的营养素，这与之后发现维生素和矿物质相关。

在大学学习的意义，是让学生拥有思考学科中存在未知事物的谦虚态度，想要探究的勇气以及持续学习的兴趣。

五、偶然和失败会产出伟大的发现

引出答案的过程很重要

最近，我有件担心的事。

那就是由于 IT 技术的进步，世界变成了只要在计算机或智能手机上输入关键字，就会瞬间搜索到答案的样子。习惯这种方法后，就会误以为所有的问题和课题都有正确答案，只要输入关键字就能轻松得到。

但是，这种通过网上搜索得到的答案，是某人将所知内容整理后的结论，无论谁搜索也只会得到同样的答案。IT 发展前，当我们有不明白的事情，就会去咨询教员或专家的意见，也会待在图书馆大量阅览相关文献和书籍，思前想后得到答案。花上时间，不断重复失败，曲折地推导答案。该答案可能完成度很低，不够完美，不是正确答案。但因为是费力得到的答案，自己能接受，对他人也有说服力。此外，推导答案的过程中，也会由于找错、看错而有意料之外的发现，个性、独特的答案也很多。

挑战的建议

近年来，日本每年都有诺贝尔奖获奖者。获奖者常说的话就是，不断挑战就能偶遇伟大的发现，其过程需要偶然和失败。采用很多人实行的常规手段去追求，只能得到普通的答案。正是被认为是无益的挑战，才更能遇到偶然和失败，执著地探求其原因并有新发现。

学生时代，越学习，不明白的事就越多，从而停滞不前、不知所措、烦恼也会越来越多。但是绝不能忘记，正是这件事成为了人类和专业发展的动力。我认为与其他动物相比，人类作为有智慧的动物能够得到显著进化，其原因不仅是生物性的环境适应，还有理解未知事物、拥有过上更好生活的强烈意志和勇气以及挑战的能力。

六、互助支撑人们的生命

21 世纪，高速经济成长迎来了终结，柏林墙也倒塌了，海湾战争爆发，环境问题变得严重，人类摸索新的价值观和社会框架的时代已经开始。然后，2011（平成 23）年 3 月 11 日，发生了东日本大地震。即使是构筑富裕社会的科学，也无法预测那场地震，凝聚科学技术的原子能一瞬间变成了高风险的能量。但是，在黑暗中我们找到了"羁绊"这一缕光芒。所谓羁绊，源自系住动物的缰绳，意味着无法分离的人和人系在一起。

特别是日本列岛，本来就是不稳定的土地，每年都会遭遇台风，也经历了好几次大地震。灾难破坏日本人的平稳生活，人们失去不可取代的生命，这世上没有"恒常"，虚无的"无常观"成为了人生观。然后，重复了多次崩溃和复兴，被破坏的时候重视人与人的羁绊，复兴之际磨练知识和技术，培育大家的互助精神。

此外，不能忘记的是大地震之际，来自全世界人们伸出的支援之手。不仅仅是日本人，困难时互相帮助是人类共有的特质。那么，只有人类有这样的心态吗？实际上，黑猩猩在遇见够不着香蕉的同伴之时，也会给根棍子帮它一把。但是，它们的帮助和被帮助仅仅是当时，对于这件事没有任何感情，也不会有感谢之情以及找机会报答的事发生。

互相帮助的历史

最近，在非洲最南端开普敦附近的布隆伯斯洞穴，发现了现代人祖先智人的痕迹。实际上，拥有其基因的部落至今仍住在卡拉哈里沙漠的马哈马西村。那里通过狩猎可获取的粮食有限，所以无论收成好坏，都贯彻大家互相分享的基本原则。有村庄因饥饿而受苦时，附近的村庄必定会相助，被救助的村庄下一年会赠送大量牛奶，形成这种互惠关系。万一有人无法履行这种关系的话，就会被赶出村庄，一个人无法生存下去。结果，只有能够履行互相帮助关系的人类才能生存下来，形成现代人"共生"的心态。

保健、医疗、福祉的专业岗位，是以人类健康和幸福为目标的职业，贴近人类内心的护理非常重要。绝不能忘记人类之间都环绕着切不断的羁绊。

磨练感性的教育

在神奈川县立保健福祉大学，校方会让新生突然参加四学科共同举办的现场实习（照片33）。当初，对于让没有专业知识和技术的新生去现场这件事有诸多意见。但是，对人进行护理的专业岗位，必须要磨练贴近人、作为人的感性，这和专业无关，我认为只能从实际体验中学习。此外，通过组建四学科混合的团队，还希望他们能学习到职业间合作的必然性。

许多学生接触到那些因不治之症而烦恼、患有的精神和肉体障碍、但依然每天都想活下去的人，最初都不清楚要怎么搭话，连握个手、发个声都做不到。在核心家庭中成长的现代年轻人，没有见过人类诞生与死去的经验，也很少面对衰老后疾病缠身的现实。但是，从事保健、医疗、福祉的专业工作，就会面对人类的宿命，即所谓生老病死的现实。

实习结束后，会在教室举办发表会。很多学生流泪叙说着能同患者或障碍者交谈，建立深厚关系的感动。我认为为了该职业的持续发展，感性的教育才是最重要的。

七、身心功能的维持、增进与营养

应对虚弱 = 预防低营养

"延长健康寿命"所需要的是预防疾病发生和防止恶化。并且，随着年龄增长，重要的是护理预防，其中心是应对虚弱，而应对虚弱的中心是预防低营养。所谓低营养，是指能量或各种营养素没有达到身心需要量的状态，代表性疾病包括蛋白质 - 能量营养不良、缺铁性贫血、钙质不足导致骨质疏松等。尤其是在老年人中，多见能量和蛋白质双双不足的低营养状态。上了年龄后，一般会变得喜欢量少、清淡的食物，因此油脂类、肉类、牛奶及乳制品、蛋类的摄取量就会减少。另外，老年人

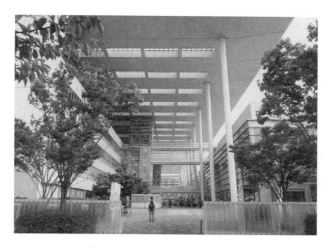

照片 33　神奈川县立保健福祉大学
大天花板下的社区广场

体内蛋白质等物质合成能力和恢复能力下降也是低营养的原因。
能量不足时，为了弥补，体脂和肌肉的分解就会亢进，引起体
重和肌肉减少。这时，加上老年人肝的蛋白质合成能力降低，
血中蛋白质（血清蛋白）也会减少。

低营养的临床变化

　　话说回来，低营养会导致人们身心功能出现何种程度的损
伤呢？

　　一般来说，临床上观察到的身心功能降低有疾病的影响，
不能说纯粹只是营养的影响。如果单纯想要观察的话，需要对
健康人进行低营养试验，即所谓的"饥饿试验"，现在在伦理
上无法通过。但是，1944 年，美国在战争时进行了"明尼苏达

饥饿实验（Minnersota Starvation Experiment）"。经过公开招募，6 个月期间，摄取能量限制为 1 天 1570 kcal（通常的一半），运动量为每周 35 km 的健走。

实验结果显示，平均体重从 69 kg 减少为 52.4 kg（降低了 16.6 kg）。此外，身体上的变化包括体温下降、脉搏减少、体力降低、水肿、视力和听力降低等。令我惊讶的是，低营养会导致精神上的变化。试验观察到集中力和注意力下降、抑郁、烦躁、有气无力、歇斯底里等，这些在老年人中也很常见（表 11-1）。也就是说，与疾病无关，低营养会引起身心功能降低，通过营养状态的改善，能够达成老年人身心功能的维持、改善。

表11-1 低营养状态可见的精神变化

集中力、注意力、把握力、判断力下降
精神疲劳感增加
淡漠、无力感增加
对异性的关注和性欲下降
对口香糖、咖啡的渴望、中毒症状
心情障碍、反复无常、烦躁感增加
抑郁、歇斯底里
忍耐或烦恼进展为怒气的爆发
神经质和不安增加
啃手、吸烟
缺乏卫生观念
计划自杀和自虐
家里蹲、孤立、缺乏幽默和友爱
偷窃

八、饮食中或许有让人充满活力的要素

胰腺炎的发病和住院时的营养

一直以来，我最不想得的就是胰腺炎。因为我以前听说发病时会引发剧烈疼痛的痛苦。2019（令和元）年7月中旬，我被该剧烈疼痛折磨而住院10天。平日我明明只喝1杯左右的啤酒就结束，但当时与一同就餐的成员交谈甚欢，而且有些得意忘形地喝多了美味的日本酒。被诊断为"酒精性急性胰腺炎"。断水断粮，也就是说，连续一周不从嘴里吃饭喝水。这是人生的首次体验，通过3根导管输入抗炎剂、抗生素、营养剂，即所谓的"面条综合征（使用多种插管的状态）"。1天进行3 L的5% 葡萄糖输液，糖类摄取量为150 g，能量是600 kcal。这个量约为健康人基础代谢量的一半，并且还有炎症，能量消耗量很多，即使给予了足够的水分、维生素、电解质，也是完全的能量不足状态。而且，没有给予氨基酸和必需脂肪酸。在这期间，为了弥补能量、糖类以及氨基酸的不足，身体的脂肪和蛋白质的分解亢进，出院时我的体重减少了3 kg。

实际上，令我不可思议的是，并没有感受到健康时想象中对于"无法进食"的不满。也可能是因为通过输液维持血糖，所以感受不到空腹感，只需要为了排尿走2 m到厕所，然后一直睡觉就行了。没有什么要感受和思考的事情，也不会感觉不自由。这样持续下去的话，我想谁都能成为"植物人"。

大概由于之前的营养状态就不错的原因，我以惊人的速度恢复，炎症反应也降低，整整 1 周后就开始进食了。饮食从三分粥、五分粥、全粥食，逐渐接近日常饮食，输液也终止了。于是，消化器官开始运作，不可思议的是与之相伴的全身逐渐涌现出活力，我从病床上站起来，开始在病房内徘徊。粥食无法确保足够的营养量，与输液时没有太大差别。但是，一旦开始感受到从嘴巴进食的美味以及想进食的时候的空腹感，就涌现出活力以及想要活下去的力量。可以说我从植物状态回到了动物状态。

"打起精神的元素"的体验

虽然不清楚是食品中含有的成分，还是美味，抑或进食行为，我体验了饮食中含有让人类"打起精神的元素"。我想，恐怕最近所说的健康寿命的延伸，就是指维持这个感觉并生存下去吧。出院后，我向能 1 天 3 次正常进食表示感谢，尽可能地快乐进食，并注意不要过上得意忘形的人生。

九、难以判断的健康声明（健康强调标识）

食品除了提供营养素，给予进食满足感之外，还有消化、吸收、代谢以及改善身体各种功能，维持、增进健康，具有降低疾病风险的作用。为了将其作用表示在食品上，健康声明（健康强调标识）诞生。日本将"特定保健用食品"和"功能性标识食品"进行了制度化。这些与所谓的一般健康食品不同，以基于科学依据的表示为前提，消费者可以将其作为选择时的判断基准。但是，要判断科学依据的妥当性不是那么容易。

2017 年，美国食品药品管理局（Food and Drug Administration，FDA）开始讨论取消大豆蛋白"降低心血管疾病风险"这一健康强调标识。理由是"坚果及大豆蛋白质含有膳食纤维和植物甾醇，因可能降低血清脂质所以批准了健康强调标识，但随机对照试验（Randomized Control Trial，RCT）表明，降低 LDL 胆固醇（LDL-C）的作用没有一致性"。

关于大豆蛋白的荟萃分析

多伦多大学的布兰科·梅希亚博士（Blanco Mejia）团队将过往的相关研究进行了荟萃分析，并发表了结果（A Meta-Analysis of 46 Studies Identified by the FDA Demonstrates that Soy Protein Decreases Circulating LDL and Total Cholesterol Concentrations in Adults. *J Nutr* 149：968-981，2019）。46 篇文献中，将摄取大豆蛋白对 LDL-C 及总胆固醇（TC）的影响与非摄取组进行比较，并将其中追踪 6 周的 43 篇文献进行了荟萃分析。受试者是成年男女，初使 LDL-C 值为 110 ~ 201 mg/dl。大豆蛋白摄取组（中央值 25 g/d）与非摄取组相比，LDL-C 值显著降低了 4.76 mg/dl，这相当于降低了 3.2%。此外，TC 降低了 6.41 mg/dl，这相当于降低了 2.8%。梅希亚博士团队得出结论"成人通过摄取大豆蛋白，虽然不多，但可以将 LDL-C 显著降低约 3%，因此推荐摄取植物性蛋白"。

日本的分析对象

　　判断健康声明的妥当性很困难，关于此事的争论将持续下去。但是，通过提示这类科学依据，公正的讨论非常重要。此外，值得瞩目的是，此次分析对象中还包括脂质异常症患者。日本人 LDL-C 的基准范围，在 120 mg/dl 以下为正常范围，140 mg/dl 以上为脂质异常症，之间为临界区域，日本的特定保健用食品（特保）制度中，脂质异常症患者不在对象人群之内。考虑到健康强调标识食品的目的和使用的实际情况，孰优孰劣，必须要综合探讨。

十、在 2021 东京营养峰会上，向世界传播日本营养

　　2021 年 12 月 7 日至 8 日，"东京营养峰会 2021"在日本召开。本次峰会由日本政府主办，由世界卫生组织（World Health Organization，WHO）、联合国粮食及农业组织（Food and Agriculture Oganization of the United Nations，FAO）、联合国世界粮食计划署（United Nations World Food Programme，WFP）、联合国儿童基金会（United Nations Children's Fund，UNICEF）、世界银行集团（World Bank Group，WBG）等共同举办，各国首脑、官员等出席了会议。首次"营养峰会"借由 2012 年伦敦奥运会的契机，于 2013 年在英国厄恩湖召开的 G8 峰会上举

行。2016 年，在里约热内卢奥运会举办了第 2 届，第 3 届在 2021 年奥运会和残奥会的举办城市东京。

东京营养峰会 2021 的讯息

在第一天的高级会议上，岸田首相阐述了日本营养的相关措施，表示今后三年内将提供 3000 亿日元（28 亿美元）以上的营养支援，为实现全民健康覆盖做出贡献（表 11-2）。林外务大臣在本次营养峰会上，以五个主题为中心进行了讨论，分别是：①营养和全民健康覆盖，②安全、可持续的健康的粮食系统，③脆弱状况下的营养不良对策，④基于数据的说明责任，⑤用于营养的资金筹措。此外，还叙述了发达国家和发展中国家双方政府、民间企业、市民社会、学术界等所有相关人员团结一致来应对这个重要课题的必要性。

另外，诸如刚果民主共和国总统齐塞克迪、孟加拉国人民共和国首相哈西娜等约 30 个国家的首脑级及阁僚级相关人员、联合国秘书长古特雷斯、世界银行总裁马尔帕斯及 WHO 事务局长谭德塞等国际机构的负责人，包括比尔·梅琳达·盖茨财团等在内，共有 50 名以上人员叙述了为改善营养而采取的措施，广泛的利益相关者也做出承诺（表明政策性、资金性意图）。在第 2 天（12 月 8 日）的主题会议上，针对健康、饮食、坚韧性三个主题进行了小组讨论，相关人员广泛参加，对上述三个主题的进行了综合讨论，也讨论了责任以及资金的问题。

作为这次的成果文件，总结了"东京营养宣言（关于为了全球成长的营养的东京协议）"（表 11-3）。最终，包括 66 个国家和 26 个民间企业在内的 181 个利益相关者做出了 396 个承诺，同时表明将筹措超过 270 亿美元的营养相关资金。国内外各相关机构主办的 120 多个活动被认定为官方网站活动，迄今为止世界上还没有举行过如此大规模的营养峰会。

传播日本营养

这次营养峰会在日本召开的意义重大。因为日本是在营养改善上取得成功、并持续保持长寿的国家。日本经历了战争导致的低营养和高度经济增长后所发生的营养过剩时期，这两个问题都通过营养政策被解决。

明治维新以前，日本人的饮食很朴素，人们为各种各样的营养缺乏病而烦恼。除去一部分富裕的武士和商人外，佐菜为盐分多的蔬菜和小鱼料理，食用偏重主食的饮食，导致蛋白质、脂质、维生素、矿物质摄取不足。这样的低营养加上过量摄入食盐，导致高血压、中风、胃癌的发病率高，抵抗力弱，结核等传染病的死亡率也很高，国民的寿命较短。

此后的明治政府实施"近代化"和"富国强兵"的政策，从欧美引进了营养学，营养状态逐渐得到改善，但是由于大正、昭和的长期战争，食品状况恶化。第二次世界大战结束的昭和 20 年左右，国土变成了一片焦土，没有食物和资金，全国陷入了严重的饥饿状态。为此，实施了根本性的营养改善政策。

厚生劳动省提出了日本营养政策的三个要素，分别是：

①以"饮食"为中心的营养政策；②培养营养专业人员等"人才"，并分配到全国；③基于科学依据推进政策流程。也就是说，日本的营养改善，遵循 UHC 理念，在改善每个人一生的饮食生活之外，还涵盖了患者和受灾者。同时，不是单方面地摄取高能量、高脂肪的欧美食物，而是尊重自然，一边考虑享受四季变化的地域饮食文化和饮食习惯，一边根据科学依据创造健康饮食。让此事成为可能的背景是，从战前开始就已经有负责营养教育和指导的营养专家，在战争结束前就培养了具有国家资格的营养士，并将其制度化。营养士被安排在幼儿园、学校、医院、企业等供餐机构，提供健康饮食和营养指导。此外，政府还制定了作为营养政策基础的"饮食摄取标准"，每年都会进行可靠性高的国民健康和营养调查，实施基于 PDCA 循环的健康和营养政策。很多管理营养师被分配到中央和地方行政机关，日本建立了一个无论人们在哪里吃饭都能获得健康饮食和营养的社会。

以营养政策和人才培养为中心的日本营养在本次营养峰会上向世界宣布，日本营养师会致力于帮助以亚洲为中心的各国改善营养状况和培养营养专业人员（表 11-4）。

表11-2　来自岸田首相的致辞

出席的各位，此时此刻我想起了"2030 年前结束饥饿，实现食品安全保障和营养改善，促进可持续农业"这一 SDG 目标。现在我们的行动是必要的。日本将提供超过 3000 亿日元用于今后三年内对营养相关的支持。日本营养师会会长中村丁次说："用营养的力量让人们健康幸福。"日本会将这种想法扩展到世界各地。

表11-3 东京营养宣言（关于为了全球成长的营养的东京协议）概要

为了让全世界的人都能健康地过上有生机的生活，需要良好的营养。营养是个人健康和幸福的基础，也是可持续发展和经济增长的基础。对于良好营养的投资可以改善人们的健康，增加每个人的可能性和生产力，成为支撑国家经济发展的机会。营养不良对所有国家来说都是一个问题，很多国家在营养不良的双重负荷下苦不堪言，在新型冠状病毒全国蔓延的影响下，公平更是一个问题。

受气候变动的恶劣影响，粮食系统变得更加脆弱，这也是全球变暖的一个原因。联合国粮食系统峰会（UNFSS）强调了在保护地球的同时，为了供养增加的人口，可持续且坚韧的粮食系统必不可少。我们承诺在 2030 年之前，作为 SDG（联合国可持续发展目标）实施计划的一部分，在健康、饮食、坚韧性、说明责任、资金这五个主题的不同领域，进一步采取和营养相关的行动。

1．健康：全民健康覆盖（UHC）的营养整合

保健系统的强化在与营养不良的斗争中必不可少，对消除营养不良而言，达成 UHC 是最重要的。为此，要确保最适合婴幼儿的安全饮食，确保通过学校供餐等的均衡健康饮食，实施营养教育和咨询，将营养纳入保健部门预算，构建保健信息系统，以及在减少不健康食品的市场营销的同时，有必要促进有效且合适的营养相关产品的使用。

2．饮食：健康饮食的推进和可持续粮食系统的构建

健康均衡的饮食是达成许多 SDG（联合国可持续发展目标）和世界营养目标的前提条件。我们有必要建立一个保障食品安全和确保所有人营养的强大的粮食系统。粮食系统的相关政策应包括农业投入、食品生产、加工、流通、储藏、批发、零售、消费、回收及再流通在内的、废弃部分相关的所有方面，以确保其制定与实施的一致性。

3．坚韧性：在脆弱的状况和纷争下采取针对营养不良问题的有效措施

纷争和气候变化的影响是全球饥饿和营养不良增加的最大原因，世界饥饿的 60% 发生在受脆弱和纷争影响的地区。我们应该在预防营养不良的同时，支援那些长期受到危机的恶劣影响的人们。

4．说明责任：基于数据促进说明责任

高质量数据收集和有根据的进度评估和报告不仅是确保营养改善成果的关键，也会帮助促进所有利益相关者之间进行调整。

5．资金：动员营养财政新投资

现在重要的是向营养投资，急需提供营养资金的新合作伙伴，包括政府、民间及国际机构合作开发的创新、触媒融资模式，欢迎所有部门行动。

下一届 N4G 峰会将于 2024 年在法国召开，让我们共同期待。

表11-4　日本营养师会的承诺

不放弃任何一个人，对于创造一个"让所有人都能享受到增进健康、预防和治疗疾病、甚至恢复身体功能"的社会来说，营养改善必不可少。营养还承担着从底部支撑所有"可持续发展目标（SDG）"的任务。

因此，营养改善的实践领袖就是营养管理师和营养士。

由第二次世界大战导致的饥饿状态中，日本营养士诞生了。营养士在行政机关、儿童福利设施、学校、医院、高龄者和残疾人机构等方面进行了营养指导，为创造一个所有日本国民在日常生活中能够获得健康饮食和营养教育的社会做出了贡献。日本营养师会与政府合作，以培养和提高管理营养师、营养士的能力为目标，对日本国民的营养改善做出了贡献。为了活用这一经验对国际社会营养改善做出贡献，将在东京营养峰会 2021 上发表承诺。

建议以 2022—2030 年为目标，在以亚洲为中心的国家，帮助教育培养管理营养师和营养士，甚至设立营养士制度，构筑可持续的营养改善基础。在已经存在营养师制度的国家，通过进修、研讨会、留学等方式帮助提高人才技能，促进营养改善，为消除世界的营养不良问题做出贡献。

十一、与新型冠状病毒（COVID-19）战斗的营养

作为营养专业人员的责任

2019 年 11 月出现了新型冠状病毒肺炎疫情，疫情迅速传

播至世界各地。2020年1月31日，WHO宣布了"国际公共卫生紧急事件"，督促全世界人民警惕疫情。但是，直至3月7日疫情也未得到控制，全世界感染人数超过10万人。3月11日，WHO表示此次疫情相当于全球性流行病。

所谓全球性流行病（英语pandemic），是表达某种感染症（传染病）在全世界大流行的词语，词源来自希腊语的pandēmos，即pan"所有"和dēmos"人们"的创造词，意味着与所有人相关的严重感染症。2022年1月27日，全世界累计感染人数约为3亿6千万，死亡人数约为562万。美国感染人数约为7230万，其次是印度超过4000万人，巴西超过2430万人。

专家们进行了热烈议论，日本政府接连不断地发布政策，2020（令和2）年4月7日，日本首相发布了"新冠病毒感染症紧急事态宣言"。同各国一样，提倡国民不要外出，待在家里。社会风景一改往日。人们从街道上消失，上班、开店、上学、旅游和出差都被禁止。灵活利用互联网的远程办公和远程教育以及远程商务得到发展。

细细想来，人类历史上无数次重复了这种经历并生存下来，每次科学文化都得到了进步，创造了新的社会机制。也就是说，这场战斗必将终结。但是，问题是如何将这场战斗造成的牺牲者和对社会的不良影响控制在最小限度。因此，为了保护自己和家人以及社区的人们，严格遵守政府所说的避免"密接（密切接触）""密集""密闭"这三密，暂时切换成以自己家为中心的生活非常重要。从活泼好动的动物转变为不动的动物。

实际上，还有一点不得不考虑的事情。

这次事件不像东日本大地震那样，是地壳变动导致的灾害，而是传染病这个公共卫生问题，也可以说是保健、医疗、福祉的问题，这对营养相关人员也是重要的问题。"3·11"的时候，在次日的新闻里，地震学者发言说此次地震超出预想，受到了来自民间的排斥。此次新冠病毒肺炎疫情，传染病专家和政府也说超出预想，并且没有完美的疫苗和治疗药物。但是专家说超出预想，政治家说没有策略，如果保健、医疗、福祉的相关人员也说与自己没关系，人们就会失去生存的希望。在保健、医疗、福祉工作的专业人员有各自的专业领域，虽然拥有的知识和技术不同，但必须最大限度发挥自己所拥有的能力，让人们健康幸福。

作为日本营养师会会长的留言

近年来，许多研究都逐渐阐明营养与免疫之间的关系。也就是说，同感染症的斗争，是感染细菌和病毒与强化不生病的抵抗力之间的斗争，营养能做出充足贡献。实际上，纳豆和大蒜传言有杀灭病毒的功效，于是店内存货被一抢而空，加上食品流通、销售等能力降低和消费者囤货，日常饮食正逐渐崩溃。

面对这种状况，我甚为担忧，2020 年 4 月 3 日在网站上发表了作为日本营养师会会长的留言，并在日本营养师会杂志 5 月刊《特别投稿：靠营养的力量渡过难关》（表 11-5）上发表。令人惊讶的是，之后，欧美的营养学会和营养师协会发表了同样的留言，其内容都是同样的主旨。

得到剧烈反响后，我在网站上发表了有助于营养指导的Q&A和来自各国政府机构、研究所、学会以及营养师协会的信息链接。

再次重申，不能忘记的是，"营养的目标是，无论人们处于何种状况，都要一个不落地用营养的力量让人们健康幸福"。

表11-5　用营养的力量渡过难关

4月7日（周二），在应对新冠病毒肺炎疫情本部发表了紧急事态宣言。在这样急迫的情况下，以最前线的医疗、福祉为首，和在现场继续活动的管理营养师、营养士以及医疗、福祉相关人员，对你们表示由衷的感谢和敬意。此外，我也很担心在职场上经历着前所未有的状况并工作的各位会员。

伴随新冠病毒的流行，维持日常饮食逐渐变得困难起来。基于这种现状，我代表（公益社团法人）日本营养师会向全体会员发出留言。

为了防止病毒感染，推荐避免密闭、密集、密切接触，同时要充分洗手和戴口罩。在遵守这些建议的前提下，还要注意维持、强化对病毒的"免疫"。

近年研究显示，我们拥有的免疫系统，是由多种成分经复杂代谢而建立，其机制与多种营养素通过多种形式相关联。

其代表就是蛋白质 - 能量营养不良症（PEM）与免疫功能的关系。我们发现，老年人由于消瘦和血清蛋白降低，接种流感疫苗后抗体阳性率显著降低，感染预防率也降低。此外，各种维生素作为参与各种代谢的辅酶而发挥作用，因此缺乏维生素会导致参与免疫功能的细胞功能降低。缺乏矿物质会导致胸腺形成不完全，会让作为抗体的免疫球蛋白水平降低。另一方面，肥胖和糖尿病等营养过剩疾病也会诱发免疫功能降低，肥胖是COVID-19重症化的风险因素。

现在，与免疫功能相关的营养有能量、蛋白质、n-3类脂肪酸、膳食纤维、维生素A、维生素D、维生素E、维生素B族、维生素C、铁、锌、铜、硒，益生菌也存在关联。

也就是说，通过来自饮食的多种成分的综合作用，我们才能与细菌战斗，维持健康。按此来看，不应依存某种特定的营养素和食品，而是从各种食品中摄取营养平衡的饮食，摄取与免疫相关的所有成分才是基于科学的方法。

由于自我约束外出、粮食生产力和食品流通力下降以及消费者囤货等原因，产生了偏向特定食品的购买和消费，难以摄取营养平衡的饮食。现在需要的是，活用营养的力量，获得战胜新冠病毒的体力。为了向国民传达，并实施营养的力量，管理营养师和营养士的活动是必需的。

现在，各国营养师协会都在提供关于新冠病毒的信息，也在传达作为营养士应采取的策略、应做的事。（公益社团法人）日本营养师会也在网站上开始公开管理营养师、营养士推进营养指导的过程中可以应用的《对普通人群的建议 Q&A》及信息网站介绍等信息。请务必应用。

全国的管理营养师、营养士与广大国民同心协力，为了渡过这个难关一起尽最大限度的努力吧！最后，我由衷希望全体会员及家人生活平安。

2020 年 4 月 10 日

公益社团法人日本营养师会　代表理事　会长　中村丁次

参考文献

1) 外務省：東京栄養サミット 2021 2021https://www.mofa.go.jp/mofaj/ic/ghp/page25_002043.html
2) 厚生労働省：誰一人取り残さない日本の栄養政策～持続可能な社会の実現のために～，2020
3) Teiji Nakamura：Japan Nutrition, Springer, 2021

"产官学结合"推进的 Japan Nutrition

日本营养的特征是食品行业做出了很多贡献。这是因为，食品行业近代化黎明期的目的是改善国民营养。

例如，东京大学池田菊苗博士从昆布汤汁中发现了美味的成分（谷氨酸），味之素株式会社以此为原材料，开发出了调味料，作为简单美味的饮食方法向大众普及。通过之后的研究，在味道的四原味中加入了"鲜味"，发展为五原味。江崎格力高株式会社的创始人江崎利一从牡蛎汤汁中提取糖原，将其放入焦糖牛奶糖中，养乐多总公司创始人代田稔博士普及了"为国民健康做出贡献"的"乳酸菌饮料"。另外，大冢制药还开发出综合营养食品和能有效补充食物纤维的食品，明治、森永、雪印等乳制品制造商，为了补充当时有缺乏倾向的优质蛋白质、维生素、矿物质的食品，努力推广了牛奶和乳制品。作为从儿童开始的营养教育模式而受到国际高度评价的"学校供餐"，战后也从奶粉供餐开始。武田制药为了预防维生素 B 缺乏症，强化了白米中的维生素 B_1。大正制药普及了维生素饮料。日清奥利友集团等油脂制造商普及了调味食用油，为饮食的西式化做出了贡献。此外，可果美株式会社制造出了西餐中不可缺少的番茄酱，好侍食品和 S&B 食品也在日本开发出了被英国海军采用的咖喱料理，营养价值高且美味。日本食品行业的创业者拥有"让日本国民从贫穷中解放，吃上更丰富健康的料理"的强烈愿望。

此外，日本自古以来以米饭为主食，发展并继承了利用当地食材进行烹饪及加工的乡土料理。也就是说，为了实现国家的现代化，虽然进行了以营养学为基础的营养改善运动，但是在各个地方保留下的自然环境中，人们没有与自然对立，而是一边享受四季的变化，一边在料理和保存方法上下工夫，做出好吃且健康的料理。

日本营养是近年来提倡的"产官学结合"中发挥综合力的大项目。这样的营养综合性尝试，在有效解决战后营养不足的同时，也打下了让日本国民学习营养的重要性和健康饮食的基础，这对高速经济增长后出现的肥胖和非感染性疾病的预防和治疗也发挥了一定作用。

后记

正式开始写这本书开始于 2019 年年末。正值新冠肺炎疫情的初始阶段，之后，感染迅速蔓延到全世界。3 月 11 日，WHO 宣布了全球性流行。4 月 7 日，日本也发表了紧急事态宣言，限制外出，经济、教育、文化、艺术、娱乐等所有活动都停止，街道变得冷冷清清。COVID-19 的麻烦之处不仅在于其传染性强，还有使人际关系变得淡薄的副作用。人们无法见面，无法相互感受温暖，家变成了牢笼，直至今日，我们仍然被困其中，这种体验前所未有。

在这种情况下，我不断思考"人类营养学到底是什么"。基于自己的体验，考察营养的历史、研究、教育、政策、实践以及与社会和环境的关系。最终，我发现人类营养学具有"为了人类的营养学"和"作为人类的营养学"的两面性。所谓为了人类的营养学，不仅是将作为对象的人类看作基因、细胞、内脏、组织以及人体（human body），还包括心灵、精神、人权、教养、文化、经济及国家和环境的人类（human being），是让人们舒适健康地延长寿命的营养。另一方面，所谓作为人类的营养学，可以说是基于人类拥有的理念、伦理、正义的营养学研究和实践。

在完成原稿的 5 月 25 日，安倍首相宣布紧急事态终结。生活逐渐恢复常态，多位有识之士开始呼吁根据新的价值观构筑新时代的必要性。此外，与欧美各国相比，日本的死亡者极少，此事成为话题，WHO 也提到想解明日本模型之谜。虽然还不确定，但我开始着手解谜。这是因为在日本因贫困导致的营养不足和作为重症化与死亡诱因的肥胖人群较少。也就是说，我认为因为 Japan Nutrition，营养状态、健康状态保持良好的缘故，才能与新型病毒作斗争。接下来的内容暂时保留，我将把更加生动、令人兴奋的营养学传达给各位。

- 营养年代表

和历	西历	日本事件	欧美事件	作者
庆长元—庆安3	1596—1650		勒内·笛卡尔（德）将人体作为自然科学的对象	
宽保3—宽政6	1743—1794		安托万·拉瓦锡（法）证明人类从食物获得了生命能源	
延享4	1747		詹姆斯·林德（英）用柑橘类水果给水手治疗坏血病	
安政6	1859	詹姆斯·赫本（美）在横滨开设诊疗所		
庆应2	1866		卡尔·伏伊特（德）用大型量热器测定人体能量消耗量	
明治元	1868	明治维新	著作《关于动物的营养》	
3	1870		让·杜马（法）制作世界首个人工牛奶	
4	1871	特奥多尔·霍夫曼（德）内科军医，向日本介绍营养学		
5	1872	群马县富冈坊线场开始进行300人的供餐		
15	1882	海军练习船"龙骧"乘员371人中，160人患脚气病，死亡25人		
16	1883		麦克斯·鲁伯纳（德）报告能量代谢量与体表面积成比例	

和历	西历	日本事件	欧美事件	作者
17	1884	高木兼宽 在兵粮中混入小麦预防脚气病		
19	1886	森林太郎 著作《日本兵粮论》		
22	1889	山形县忠爱小学开始供餐		
23	1890		克里斯蒂安·艾克曼（荷） 通过喂食米糠治疗患脚气病的鸡	
27	1894	甲午战争爆发		
28	1895	森林太郎 执笔《日本兵粮论大意》		
35	1902		麦克斯·鲁伯纳（德） 通过碳水化合物、脂质、蛋白质测定生理燃烧量	
43	1910	铃木梅太郎称米糠中的物质为奥利沙宁，实际上就是维生素 B_1。1929年艾克曼也发现了这种物质并将其命名为维生素 B_1，被授予诺贝尔医学奖		
大正元	1912		卡西米尔·冯克（波） 将来自米糠的有效成分结晶化，命名为维生素	
2	1913	陆军兵粮也修正为白米：小麦比例为 7:3		
3	1914	佐伯矩 开设营养研究所		
7	1918	建议统一为"营养"		

和历	西历	日本事件	欧美事件	作者
9	1920	设立内务省国立营养研究所		
13	1924	临时脚气病调查会，得出脚气病是维生素缺乏为主因引起的结论 庆应大学医学部设立食养研究所 开设佐伯营养学校		
15	1926	佐伯营养学校第一届毕业生 15 人"营养手"诞生		
昭和 9	1934	《营养师会杂志》创刊，认定为"营养学会"日本医学会第 13 分科会		
12	1937		汉斯·克雷布斯（德）发现从糖类产生能量的 TCA 循环	
13	1938	开设日本国立营养研究所附属营养疗院。研究所从内务省划分至厚生省管辖		
20	1945	战争结束。公布营养士规则，创设大日本营养师会		
21	1946	**萨姆斯大佐上任** 开始调查国民营养 GHQ 拉拉物资备忘录，第 1 届日本营养师会召开（宝塚剧场） 经济安定本部设置"国民粮食及营养对策审议会"，在厚生省公众保健局中新设营养课		

和历	西历	日本事件	欧美事件	作者
22	1947	开始学校供餐制度 通过制定《营养士法》 将营养士的定义、义务 法制化，通过制定《保 健所法》配置实行公众 营养业务的营养士		
23	1948	美军评价日本医院还处 于中世纪的水平，通过 《医疗法》公布要求 100 张床位以上的医院要配 置 1 名营养士		出生于山口县下 松市花冈
24	1949	第 1 届营养士国家考试		
25	1950	创立医院的完全供餐 制度		
26	1951	阻止《营养士法》废止 运动胜利		
27	1952	发布《营养改善法》		
28	1953		詹姆斯·沃森（美） 弗朗西斯·克里克 （英） 解明 DNA 双螺旋 结构	
29	1954	发布《学校供餐法》 设立日本营养改善学会		
33	1958	日本营养师会机构新闻 《营养日本》创刊，完 全供餐制度改为基准供 餐制度		
34	1959	社团法人日本营养师会 设立		
36	1961	开始国民全民保险制度		

続表

和历	西历	日本事件	欧美事件	作者
37	1962	管理营养师制度创设 国立德岛大学医学部营养学科诞生		
40	1965		威尔伯·奥林·阿特沃特（美） 发表4·9·4的系数	
42	1967			在法胜寺听"预防医学"讲座
43	1968			德岛大学医学部入学
45	1970	设立完全静脉营养研究会	阿波罗13号乘员，摄取航天食品，登月后返回	
46	1971	日本营养师会"疾病营养技术讲习会"开始		在新宿与星居裕久院长见面
47	1972			德岛大学毕业 新宿医院实践
48	1973		在波士顿医院设立最初的NST	
50	1975		美国肠外肠内营养学会（ASPEN）设立	在圣玛丽安娜医科大学医院营养部工作
52	1977			与细谷宪政教授在首尔见面
53	1978	管理营养师的营养饮食指导进入诊疗报酬加收		东京大学医学部研修生
55	1980	设立日本临床营养学会	在巴西圣保罗举办国际营养师会议（ICD）	开始考虑日本申办ICD
56	1981	设立日本临床营养协会		

和历	西历	日本事件	欧美事件	作者
57	1982	推进营养士执照制度废止反对运动		
58	1983			出演 NHK 早安广场"再检查！你的减肥作战"
60	1985	创设管理营养师国家考试制度 日本肠外肠内营养研究会成立		被东京大学授予医学博士
62	1987	日本营养师会创立《终身学习制度》 圣玛丽安娜医科大学横滨市西部医院开设		
63	1988	日本申办 ICD 以 1 票之差输给菲律宾	在巴黎召开 ICD 总会	
平成 3	1991		亚洲营养师联盟创设	
6	1994	新设住院时饮食疗养制度 临床营养师制度相关讨论会		前往圣玛丽安娜医科大学横滨市西部医院
9	1997	地区保健法施行 细谷宪政成为厚生劳动省"21 世纪管理营养师等的存在方式探讨会"议长		
10	1998	日本肠外肠内营养学会（JSPEN）成立		
11	1999			圣玛丽安娜医科大学医院营养部长 厚生大臣表彰

和历	西历	日本事件	欧美事件	作者
12	2000	《营养士法》部分修订、管理营养师从注册制变为执照制	在爱丁堡召开 ICD	日本申办 ICD 大胜澳大利亚
14	2002	《营养改善法》变为《健康增进法》		
15	2003			神奈川立保健福祉大学教授、学科长
16	2004		在芝加哥召开第 14 届 ICD（美英共同）	被诊断恶性淋巴肿瘤 日本营养师会会长（至平成 24 年 6 月） 代表下一届举办国发表致辞及小泉首相录像留言
17	2005	营养教师诞生，营养评估加收成为诊疗报酬加收		日本营养改善学会奖
18	2006	《食育基本法》公布		
20	2008	营养管理成为诊疗报酬加收，《营养日本》变为《日本营养师会杂志》，开始特定健诊、特定保健指导，开设营养护理、站点		第 15 届 ICD 在横滨召开
21	2009	厚生劳动省推进团队医疗设置相关的探讨会		文部科学大臣表彰 从日本政府观光局获奖"国际会议申办、举办贡献奖"

和历	西历	日本事件	欧美事件	作者
22	2010	厚生劳动省局长通知，关于通过医疗员工的协同、合作推进团队医疗营养支持团队成为诊疗报酬加收		日野原重明奖（健康预防科学奖）饮食文化、食育功劳奖
23	2011	东日本大地震发生，设立 JDA-DAT		就任神奈川县立保健福祉大学校长
24	2012	公益社团法人日本营养士会设立，营养管理实施加收废止，统括为住院基本费结算项目	在悉尼召开第16届 ICD	
25	2013	河内医科大学、越南国立营养研究所、神奈川县立保健福祉大学、十文字学园女子大学、日本营养师会的五方协定		在河内的营养管理是流程创建相关五方协定
26	2014	日本营养师会"终身学习制度"变为"终身教育制度"		河内医科大学客座教授
27	2015		在纽约联合国举办可持续发展峰会	日本肠外肠内营养学会武藤辉一奖日本临床营养学会临床营养社会活动奖
28	2016	设定营养日（8月4日）、营养周（8月1日至7日）		在 *Nature* 上刊登活动
29	2017			因 JICA 事业前往柬埔寨视察和演讲日本医院会表彰

和历	西历	日本事件	欧美事件	作者
30	2018	开始认定营养护理、站点制度，同时修订平成30年度诊疗报酬、护理报酬，提供评估营养的信息		日本营养师会代理理事、会长
令和元	2019			参加各种皇室活动
2	2020			未来基础奖，保健福祉部门
3	2021	召开东京奥运会、残奥会 召开营养峰会		

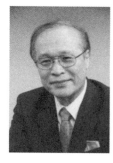

【作者介绍】

中村丁次

1948 年生。毕业于德岛大学医学部营养学科，于新宿医院临床实践，在东京大学医学部取得医学博士，曾任圣玛丽安娜医科大学医院营养部长及内科讲师、内科客座教授，神奈川县立保健福祉大学教授营养学科长，2011 年开始担任校长。公益社团法人日本营养师会会长。